Die Wirkung von Yoga auf Reiterinnen

Christiane Arnold
Konstanze Krüger
Matthias Bojer

ISBN-13: 978-3956250057

Die Wirkung von Yoga auf Reiterinnen

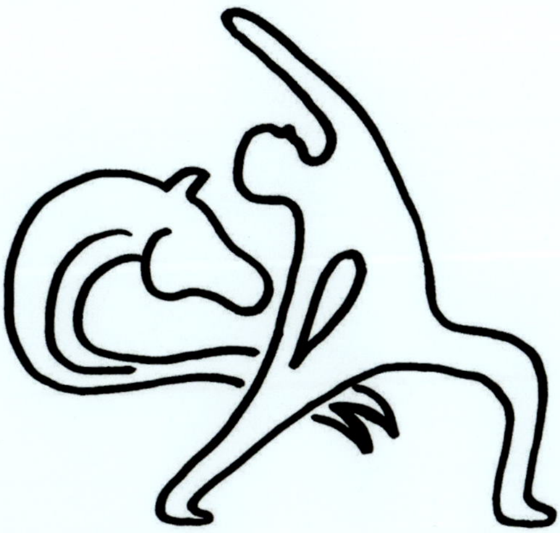

Christiane Arnold
Konstanze Krüger
Matthias Bojer

Inhalt

Einleitung 5
Sitz des Reiters 5
Anatomische Grundlagen 5
Muskulatur 5
Knochen und Gelenke 6
Faszien 6
Bedeutende Muskelgruppen für den Reitersitz 7
Schulter 7
Bauch 8
Oberkörper und Rumpf 8
Beine 9
Gesäß und Hüftbeuger 10
Bedeutende knöcherne Strukturen 10
Wirbelsäule 10
Becken und Hüfte 11
Optimaler Sitz 11
Grundzüge Yoga 14
Ursprung und Bedeutung 14
Atmung 15
Verbindung Reitsport und Yoga 15
Material und Methoden 17
Versuch 17
Aufbau 17
Testparameter 17
Teilnehmer 18
Fragebogen 18
Funktionsweise Reitsimulator 19
Auswertung der Daten 21
Wortwolke 21
Statistik 21
Übungsprogramm für Reiter 22
Allgemeine Leistungsfähigkeit 22
Zusammenstellung von Übungen speziell für Reiter 25
Ergebnisse 31
Bodentest 31
Bodentest vorher 31

Bodentest nachher ... 31
Reitsimulator ... 33
Reitsimulator vorher ... 33
Reitsimulator nachher ... 33
Fragebogen ... 35
Fragebogen vorher ... 35
Fragebogen nachher ... 36
Diskussion ... 39
Zusammenfassung ... 41
Fazit ... 42
Quellenangaben ... 43
Beispiele für Übungsstunden ... 45

Einleitung

Der Reitsport stellt dahingehend eine Besonderheit dar, dass Reiter und Pferd nur als perfekte Einheit sportliche Höchstleistungen vollbringen können. Ein geübter Sportler sollte daher nicht nur in der Lage sein, seine Bewegungen wahrzunehmen und den Körper zu spüren, sondern gleichzeitig auch die Fähigkeit besitzen, diese zu beschreiben. (Meyners, 2016, S. 43)

Oft scheitert ein effizienter Reitunterricht daran, dass die Schüler die Aufforderungen gar nicht umsetzen können. Beispielsweise kann die Schulter nicht nach hinten unten geführt werden, wenn die dafür benötigte Muskulatur fehlt, verkrampft ist oder nicht angesteuert werden kann. Fehlende Beweglichkeit der Gelenke sowie unzureichende Kraft und Ausdauer der Muskulatur mindern die körperliche Leistungsfähigkeit der Reiter und damit unmittelbar auch die Genauigkeit der Hilfengebung. (Beerbaum, Lötzerich, & Bojer, 1998, S. 7)

Die Praxis von Yoga ist bekannt dafür, ganzheitliche Muskelkontrolle zu schärfen und den Körper leistungsfähig zu erhalten. Es ist daher das Ziel dieser Arbeit, den Einfluss von Yoga auf den Reitersitz, das Befinden im Sattel sowie darüber hinaus die Wirkung im Alltag zu untersuchen.

Sitz des Reiters

Anatomische Grundlagen

Für eine detailliertere Beschreibung des Reitersitzes und die daraus resultierende Hilfengebung ist es nötig, sich mit den anatomischen Grundlagen auseinander zu setzen. **„Die Form bestimmter Knochen und Gelenke determiniert generell [...] Bewegungsmöglichkeiten“** (Meyners, 2016, S. 37)

Im Folgenden sollen grundlegende anatomische Voraussetzungen beleuchtet werden.

Muskulatur

Muskulatur übernimmt im Bewegungsapparat eine aktive Funktion. Knochen und Gelenke werden durch Kontraktion der Muskeln bewegt. (Meyners, 2016, S. 137) Für diesen Vorgang ist Energie nötig.

Man unterscheidet im Wesentlichen zwei Arten von Muskulatur. Die tonischen Fasern arbeiten und ermüden langsam und weisen eine niedrige Kraftentwicklung auf. Eher auf Ausdauer ausgelegt übernehmen sie vorrangig eine Haltefunktion. Im Gegensatz dazu dienen die schnell arbeitenden und ermüdenden phasischen Fasern mit einer hohen Kraftentwicklung der Bewegungsfunktion.

Zusätzlich differenziert man zwischen drei verschiedene Typen von Muskulatur. Die glatten oder viszeralen Fasern dienen zum Erhalt der lebensnotwendigen Funktionen wie Atmung oder Darmtätigkeit. Eine bewusste Stärkung ist nicht möglich, jedoch profitieren auch diese Fasern von einem allgemein gut trainierten Körper.

Den wichtigsten Teil für die Bewegung übernimmt die quergestreifte oder somatische Muskulatur. Eine bewusste Steuerung dieser Fasern ist möglich, genauso wie das Ermüden oder Verkürzen. Damit ist auch zu erklären, dass über ein Training genau diese Muskeln angesprochen werden sollen. Die Fähigkeit zu kontrahieren ermöglicht die Realisierung der Gelenkbeweglichkeit. (Chmiel, 2006, S. 70)

Die Herzmuskulatur stellt eine besondere Form dar. Im Aufbau ähnlich der quergestreiften Fasern kann sie jedoch nicht ermüden.

Für einen stabilen Sitz benötigt der Reiter eine gewisse positive Grundspannung. Es ist also notwendig, trotz einer entspannten Muskulatur einen stabilen Muskeltonus anzustreben. So kann Stabilität bei gleichzeitiger Entspannung garantiert werden. (Beran, 2015, S. 30)

Wird Muskulatur beansprucht, findet ein Erhalt oder Aufbau statt. Bei zu wenig Reiz bildet sie sich entsprechend zurück. (Beerbaum, Lötzerich, & Bojer, 1998, S. 10)

Knochen und Gelenke

Knöcherne Strukturen bilden den passiven Bewegungsapparat. Als Basis eines aufrechten Sitzes oder Standes spielt die Wirbelsäule eine tragende Rolle. Diese besteht aus insgesamt 7 Hals-, 12 Brust-, 5 Lendenwirbeln sowie Kreuz- und Steißbein. Letztere sind aufgrund fester Verwachsungen eher unbeweglich. (Chmiel, 2006, S. 13) Einzelne Wirbelkörper werden von Bändern und Muskeln verbunden. (Beran, 2015, S. 105)

Faszien

Alle Muskeln werden von bindegewebsartigen Fasern, den Faszien ummantelt. Diesen wird eine hohe Bedeutung für die Wahrnehmung des Reiters zugeschrieben. Vor allem jene Bewegungsfehler, deren Ursache an anderer Stelle liegt, als das eigentliche Problem, resultieren oft aus verklebten und damit nicht mehr funktionellen Faszien. (Meyners, 2016, S. 7)

Bedeutende Muskelgruppen für den Reitersitz

Schulter

Die angeborene Form des knöchernen Schulterblattes kann nicht durch Training beeiflusst werden. Verschiedenste Muskelgruppen um diese Struktur können jedoch durch gezielte Übungen gestärkt werden. Liegen Verkürzungen und Verspannungen in diesem Bereich vor, wird die flexible und feine Hilfengebung der Arme und Hände erheblich gestört. (Meyners, 2016, S. 68) Dies wirkt sich unmittelbar auf das Pferdemaul aus. Angehoben wird das Schulterblatt durch den Schulterblattheber. Dieser Muskel kann außerdem den Hals zur jeweils gleichen Seite neigen und spielt dadurch auch eine Rolle für eine entspannte Kopfhaltung. Ein weiterer wichtiger Muskel im Bereich der Schulter ist der Trapezmuskel. Dieser fächert sich im oberen Bereich der Wirbelsäule breit auf und fixiert das Schulterblatt am Brustkorb. Das Schultergelenk wird vom Deltamuskel fixiert, welcher sich direkt über dem Gelenk befindet und dem Anheben der Arme dient.

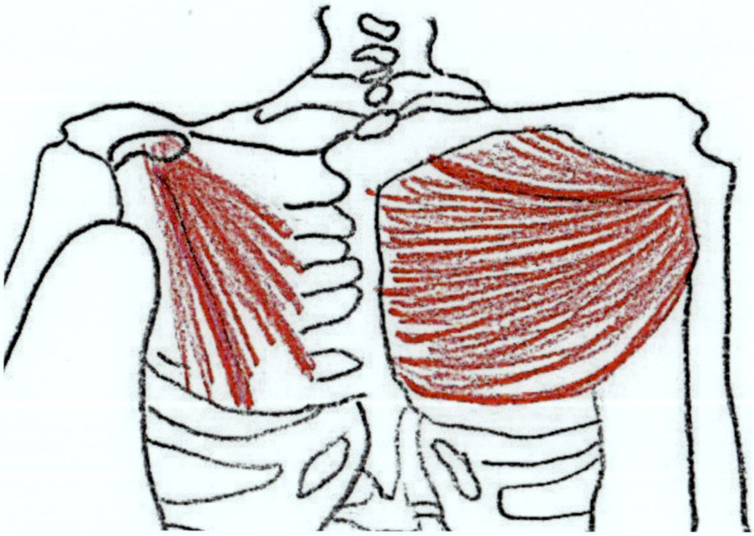

Abbildung 1 Skizze Brustmuskulatur

Häufig liegen Verkürzungen im Bereich der Brustmuskulatur (Abb.1) vor. Der kleine Brustmuskel (Abb.1 links) bewirkt das Herabziehen der Schulterblätter und dient der Rückführung der Arme. Für die entgegengesetzte Richtung wird der große Brustmuskel (Abb.1 rechts) benötigt. Neben dem nach vorn Führen der Arme bewirkt die Kontraktion des unteren Teils das Heranführen der Arme an den Körper sowie eine Innenrotation.

Verkürzungen im Bereich der Brustmuskulatur führen dazu, dass der Oberkörper nicht korrekt aufgerichtet werden kann. Das Vorfallen des Schultergürtels kann zu Verspannungen führen. Es ist daher unbedingt notwendig, diesem Bereich des Körpers Aufmerksamkeit zu widmen und Schultermuskeln zu stärken sowie Brustmuskeln zu dehnen. (Beerbaum, Lötzerich, & Bojer, 1998, S. 27)

Im Yoga Trainingsplan soll vor allem auf den Deltamuskel und den Brustmuskel eingegangen werden. Beide sind unter anderem dafür zuständig, den Arm an den Körper heranzuziehen, den Arm nach innen zu drehen oder ihn nach vorne beziehungsweise seitlich zu bewegen. Die Brustmuskulatur unterstützt zudem noch den Atemprozess, welcher für ein harmonisches Reiten von großer Bedeutung ist. Mit einer tiefen Atmung werden der Körper und die Muskeln mit ausreichend Sauerstoff versorgt, der vor allem bei steigender Aktivität benötigt wird. (Beran, 2015, S. 15)

Bauch

Eine gut ausgeprägte Bauchmuskulatur stellt die Basis für eine aktive Körpermitte dar. Neben der Aufrichtungsfunktion des Rumpfes dient sie zudem der Aufrichtung des Beckens (Bojer, 2019)

In einem acht wöchigen Programm mit gezielten Übungen für die Bauchmuskulatur konnte eine deutliche Verbesserung der rechts-links Symmetrie der Reiter gezeigt werden. Zudem konnte eine Verringerung des Durchschnittdrucks festgestellt werden. Die Teilnehmer konnten von einem tieferen Sitz im Sattel berichten (Hampson & Randle, 2017, S. 1145)

Zu beachten ist beim Training der Bauchmuskulatur, dass Übungen gewählt werden, die nicht zu stark den Hüftbeuger (M. iliopsoas) beanspruchen. Dieser neigt durch eher tonische Eigenschaften von Natur aus schon zu Verkürzungen und würde durch vermehrte Belastung zu eingeschränkter Beweglichkeit führen (Bojer, 2019).

Oberkörper und Rumpf

Speziell für Dressurreiter wird eine gut ausgeprägte Rumpf- und Rückenmuskulatur sowie ein gedehnter Schultergürtel vorausgesetzt. (Chmiel, 2006, S. 17)

Die Rumpfmuskulatur wird als tonisch eingestuft und reagiert eher mit Verkürzung (Spring et al. 1988, S.114). Daraus ergibt sich eine Notwendigkeit, speziell diesen Bereich durch Training zu stärken.

Eine gut trainierte Rumpfmuskulatur dient der Stabilisation der Wirbelsäule und entlastete diese. Eine seitliche Fixierung verhindert das Einknicken des Oberkörpers. Als Hauptkomponente des Rumpfes können hier die beiden Stränge der Rückenmuskulatur, rechts und links der Wirbelsäule genannt werden. (Beerbaum, Lötzerich, & Bojer, 1998, S. 23, 25)

Beine

Beide Beine sollten locker aus der Hüfte herabhängen und das Pferd nicht seitlich „einklemmen". Liegt der Oberschenkel zu fest an, verhindert dies die ungestörte Bewegungsübertragung vom Reiter auf das Pferd und umgekehrt. Zudem kann der Reiter mit klemmendem Oberschenkel nicht stabilisiert werden. (Albrecht, 2013, S. 42)

Grundsätzlich hat das Bein drei Bewegungsrichtungen, resultierend aus der kugelgelenkförmigen Verbindung zum Rumpf. Beugung und Streckung sind genauso möglich wie eine Innen- und Außenrotation sowie Ab- und Adduktion. (Beerbaum, Lötzerich, & Bojer, 1998, S. 28) Eine besondere Bedeutung sollte dem Training der Abduktoren zukommen. Diese sind für das Wegspreizen des Beines zuständig und bedingen daher unmittelbar ein lockeres Bein. Häufig sind die Adduktoren (Abb. 2) zu stark beansprucht, so dass die Reiter sich mit dem Oberschenkel am Pferd festklammern. Bei dieser zu hohen Beanspruchung wird auch das Becken festgestellt, in welchem die Adduktoren ihren Ursprung haben. Die anatomische Verbindung vom Becken bis zum Oberschenkelknochen erklärt also den Zusammenhang zwischen Verkürzungen jener Muskeln und einem festen Becken. (Beran, 2015, S. 154)

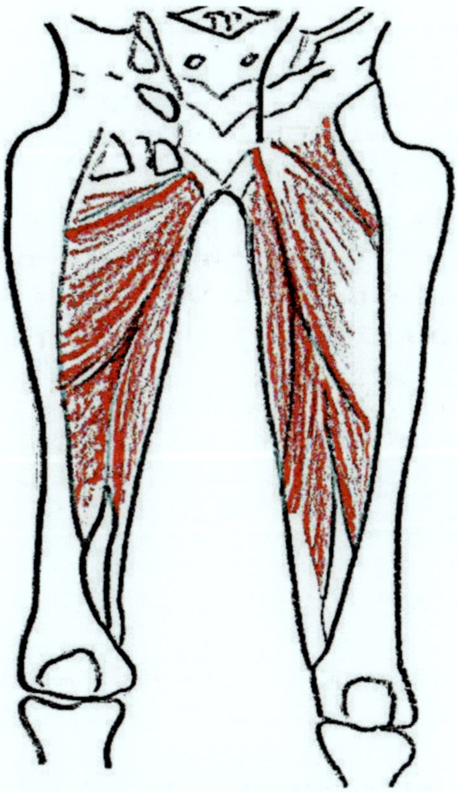

Abbildung 2 Skizze Adduktoren

Auch der Unterschenkel sollte locker am Pferdekörper anliegen und sich den treibenden Impuls durch die Eigenbewegung vom Pferd initiiert abholen. Dazu ist es unbedingt nötig, diesen Muskel bewusst zu entspannen und nur so viel Kraft aufzuwenden, um die Fußspitze leicht anzuheben. Nur wenn die Muskulatur nicht angespannt ist, kann sie das Bein an das Pferd schmiegen und den Takt fühlen. (Albrecht, 2013, S. 78)

Gesäß und Hüftbeuger

Die Gesäßmuskulatur dient vor allem der Streckung des Hüftgelenks und damit der Aufrichtung des Beckens sowie der Rückführung des Beins.

Für Reiter spielt vor allem der Hüftbeuger (Abb.3), der Iliopsoas eine wichtige Rolle. Werden die Beine hochgezogen, wird dieser Muskelstrang sehr stark belastet. Da er von Natur aus schon zu Verkürzung neigt, ist eine gezielte Dehnung und Entspannung sehr wichtig für einen harmonischen Muskeltonus. (Beran, 2015, S. 152)

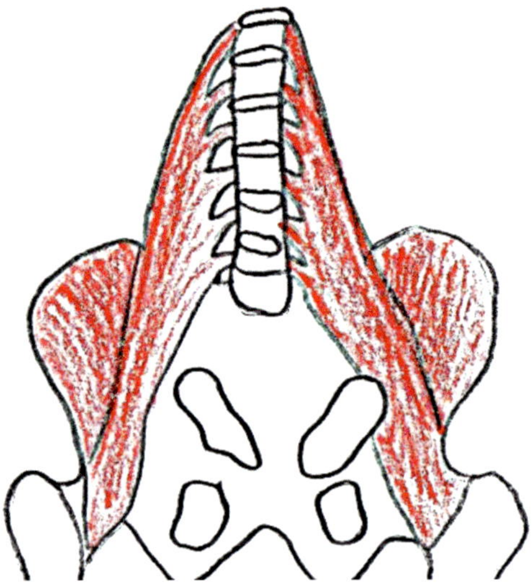

Abbildung 3 Skizze Hüftbeuger

Bedeutende knöcherne Strukturen

Wirbelsäule

Für einen entspannt aufgerichteten Sitz ist eine doppelt geschwungene S-Form der Wirbelsäule bei Nullstellung des Beckens grundlegend. (Beran, 2015, S. 110, 111) Diese setzt sich aus der Lordose, der natürlichen Krümmung in Hals- und Lendenwirbelbereich, verbunden durch die Kyphose im Brustwirbelbereich zusammen. Das geschwungene S übernimmt die Funktion der Stoßabdämpfung und Federung gemeinsam mit den Bandscheiben. Jene werden von Fasern umgeben, die nicht durchblutet sind. Eine Ernährung der Bandscheiben, also ein Flüssigkeitsaustausch der gallertartigen Kerne, ist nur über gezielte Bewegung der Wirbelsäule möglich. Die Halswirbelsäule kann als beweglichster Teil der Wirbelsäule hervorgehoben werden. (Beerbaum, Lötzerich, & Bojer, 1998, S. 19) In Verbindung mit der Wirbelsäule spielt auch das Brustbein eine wichtige Rolle für den aufrechten Sitz im Sattel. Wird dieses nicht aktiv aufgerichtet, entsteht ein Rundrücken. Diese

Fehlhaltung wirkt sich wiederum auf die Beweglichkeit der Wirbelsäule aus und verhindert ein harmonisches Aufnehmen der Pferdebewegungen. Reiter sollten das Brustbein isoliert nach vorn und oben aufrichten können, ohne dabei ins Hohlkreuz zu geraten. (Beran, 2015, S. 34)

Das anatomische Endstück der Wirbelsäule mit Auslauf ins Becken wird als Kreuz definiert. Somit besteht der unmittelbare Zusammenhang zwischen Stellung des Beckens und der Wirbelsäulenaufrichtung. Kurt Albrecht spricht den sogenannten Kreuzhilfen eine besondere Bedeutung zu. (Albrecht, 2013, S. 40, 41)

Becken und Hüfte

Das Becken mit den Sitzbeinhöckern stellt die Verbindung zwischen Reiter und Sattel dar. Für einen stabilen Sitz im Sattel werden drei Auflagepunkte beschrieben. Beide Gesäßknochen als Ausläufer der Hüftknochen sowie der vordere Teil des Beckens, der Spalt, bilden die Basis für den Reitersitz. (Albrecht, 2013, S. 37) Die anatomisch angeborene Form und Winkelung spielt zudem eine sehr große Rolle für einen tiefen Sitz. Der Unterschied zwischen dem eher breit auslaufenden weiblichen Becken und dem eher schmal abschließenden männlichen Becken, sollte nicht unterschätzt werden (Meyners, 2016, S. 38) In dieser Studie sind lediglich weibliche Teilnehmer zu betrachten.

Hampson et al. konnten 2015 ein verstärktes Auftreten einer Rechtsrotation der Hüfte feststellen (83%). Hier besteht also Potential im Training, um die Symmetrie vom Reiter wiederherzustellen. Die Asymmetrie von Reiter und Pferd hat einen großen Einfluss auf die Harmonie (Gandy, Bondi, Hogg, & Pigott, 2014, S. 80)

Optimaler Sitz

Vorausgehend muss erwähnt werden, dass kein Reiter einen idealtypischen Körper besitzt (Meyners, 2016, S. 82). Es gilt daher auf jeden Reiter individuell einzugehen. Der Trainer muss in der Lage sein, die Balance zwischen anatomischen Grundlagen und dem Idealtyp des Reitersitzes jeder Situation anzupassen.

Der Reitsport hebt sich von anderen Sportarten zudem dahingehend ab, dass nicht nur die reiterliche Fitness von Bedeutung ist, sondern auch das Pferd und die Kommunikation mit diesem zu berücksichtigen ist. Somit spielen wesentlich mehr Faktoren in eine optimale Ausübung des Sports hinein, als beispielsweise beim Radfahren (Williams 2012, S.66).

In den Richtlinien der FN wird der Sitz als Grundlage für die reiterliche Einwirkung beschrieben. Das Pferd sollte so wenig wie möglich in seinem Bewegungsablauf gestört werden. Bojer und Lötzerich schreiben zusätzlich, dass der Schwerpunkt des Reiters möglichst nahe an dem des Pferdes sein sollte, um es so wenig wie möglich zu stören. Über das Erlernen von Gleichgewicht, Losgelassenheit und die Fähigkeit, in die Bewegung des Pferdes einzugehen soll zunächst eine Basis für den Sitz entwickelt werden. Erst dann ist es dem Reiter möglich, korrekte Hilfengebung zu lernen und das Zusammenwirkung einzelner Hilfen zu verstehen. Im gesamten Prozess kann nach und nach das Gefühl für das Pferd entwickelt werden. (Grundausbildung für Reiter und Pferd- Richtlinien Reiten und Fahren , 2012) (Richtlinien für Reiten und Fahren- Ausbildung für Fortgeschrittene, 1997)

Zur äußerlichen Überprüfung können zwei wichtige Linien genutzt werden. Es sollte dabei eine Gerade vom Hinterkopf, über Schulter, Hüfte und Absatz entstehen. Ebenso wird eine Linie vom Ellenbogen über den Handrücken bis zum Gebiss als ideal angesehen. Beide Linien werden **„aber funktional erst sinnvoll, wenn der Reiter sie nicht formal einnimmt, sondern wenn er seinen gesamten Körper so koordiniert einsetzen kann, dass sich [diese ergeben].“** (Meyners, 2016, S. 40)

Das Bein des Reiters sollte aus der Hüfte heraus locker herabhängen. Dafür werden offene Hüften vorausgesetzt (Beran, 2015, S. 36) Oberschenkel und Knie liegen locker am Pferd und klemmen nicht. Wirkt der Reiter mit klemmendem Bein ein wird nicht nur die Bewegung des Pferdes gestört, sondern auch das Reiterbecken festgestellt. Dies hat wiederum Auswirkung auf die gesamte Hilfengebung und kann zu Missverständnissen zwischen Pferd und Reiter führen (Beran, 2015, S. 64)

Zusammenfassend kann man sagen, dass der optimale Sitz **„[...] trotz aller Elastizität eine große Festigkeit haben [soll].“** (Albrecht, 2013, S. 49)

Berrbaum, Bojer und Lötzerich (1998) weisen darauf hin, dass die beschriebenen Linien zwar dazu dienen, den Reitersitz grob zu beurteilen, jedoch sollte stets bedacht werden, dass eine effiziente Hilfengebung nur bei voller Beweglichkeit der Gelenke und einer unverkrampften Muskulatur möglich ist. Ein schlichtes Einhalten der Linien stellt also noch keinen optimalen Sitz dar.

Treten während oder nach dem Reiten Schmerzen auf, ist dies ein Zeichen für fehlerhafte Belastungen die unmittelbar auch zu missverständlicher Einwirkung führen (Chmiel, 2006, S. 41). Daher ist es unbedingt notwendig sowohl im Sattel als auch am Boden ohne Pferd an einem optimalen Sitz zu arbeiten.

Trotz der individuellen Betrachtung jedes einzelnen Reitschülers und deren spezifischen Problemen, treten gewisse Sitzfehler häufiger auf.

Ein angespannter Rumpf kann sich in Gleichgewichts- und Balanceproblemen äußern und verhindert ein sicheres Sitzen im Sattel. Fehlt die Muskelspannung jedoch komplett, führt das zu einem schlaffen Oberkörper. Hier gilt es, das richtige Maß an positiver Aufrichtung zu finden.

Klemmende Oberschenkel und feste Knie blockieren die Rückenmuskulatur der Pferde und machen ein harmonisches Schwingen unmöglich.

Reiter, die zu einem Hohlkreuz neigen, verlagern ungewollt ihr Gewicht. Eine eindeutige und für die Pferde klare Hilfengebung ist so nicht mehr möglich.

Zwei häufig thematisierte Sitzfehler sind der Stuhl- oder Spaltsitz. Beide Formen sind unbedingt zu korrigieren. Beim Stuhlsitz neigt der Reiter dazu, den Oberkörper zu weit nach hinten zu legen. Die Beine kommen zu weit nach vorne und das Becken ist dauerhaft nach hinten gekippt. Lockere Bewegungen der Rückenmuskulatur des Pferdes werden durch diese Sitzposition blockiert. Im Spaltsitz neigt der Reiter den Oberkörper zu weit nach vorne und verlagert das Gewicht tendenziell mehr auf die Oberschenkel. Die Gesäßknochen werden nicht belastete und ein tiefes Sitzen im Sattel wird verhindert.

Hochgezogene Absätze bewirken zu viel Anspannung in den Waden. Entspanntes Treiben und Fühlen der Bewegungen des Pferdes ist erheblich erschwert.

Unruhige und klopfende Unterschenkel bringen das Pferd aus seinem natürlichen Rhythmus.

Reiter, die in der Taille einknicken, fehlt sehr häufig die seitliche Bauchmuskulatur. Durch das Abknicken wird das Gewicht falsch verlagert und das Pferd erhält fehlerhafte Hilfen.

Angst im Sattel ist für viele Reiter keine Seltenheit. Durch Anspannung des gesamten Körpers überträgt sich diese jedoch unmittelbar auf das Pferd. (Jung, 2007, S. 63-67)

Jede Verspannung und verkürzte Muskulatur kann sich negativ auf die Performance als Team auswirken. Ein gut trainierter Reiter ermöglicht ein harmonisches Mitgehen in den Bewegungen, ohne das Pferd zu stören und kann eindeutige Hilfen geben. Nur so kann er das Pferd bestmöglich gymnastizieren.

Grundzüge Yoga

Ursprung und Bedeutung

Schon rund 3000 Jahre v.Chr. wurden Menschen in bestimmten Haltungen auf Steintafeln abgebildet, die den heutigen Yoga Āsanas (Sanskrit, der Sitz) sehr ähneln (Mittag, 2018, S. 21). Über die Jahrtausende haben sich zahlreiche verschieden Arten entwickelt, Yoga zu praktizieren. Das im Nachfolgenden beschriebene Programm bezieht sich dabei überwiegend auf Elemente aus dem „Hatha Yoga". Studien beweisen einen positiven Effekt von genau diesem Yogastil auf Gesundheit, Atmung und körperliche Fitness. (Tran, Holly, & Jake Lashbrook, Effects of Hatha Yoga Practice on the Health-Related Aspects of Physical Fitness, 2001, S. 165 ff)

Mit der regelmäßigen Übung von Āsanas entwickeln sich Beweglichkeit, Ausgeglichenheit, Ausdauer und große Vitalität. Durch gezieltes Training von allen Muskelgruppen wird eine starke und elastische Körperverfassung bewirkt (Iyengar, 2010). Die Āsanas (Übungen) werden unter anderem ergänzt durch Prānāyāma (Atmung) und Dhyāna (Meditation). So trainiert der Reiter nicht nur seine körperliche Fitness, sondern kann durch die Verbesserung der Atemtechnik und gezielte Entspannung auch sein allgemeines Wohlbefinden steigern.

„Indem man sich langsam reckt und streckt, gewinnt man das Gefühl für den eigenen Körper zurück, [...]." Die Aussage des Philosophen Damon Young beschreibt den Effekt von Yoga sehr treffend. Für Reiter sollte genau dieses Gefühl für den eigenen Körper und die Bewegungen von Bedeutung sein.

Zum jetzigen Zeitpunkt sind noch wenige wissenschaftliche Studien zur Auswirkung von Yoga auf den Reiter zu finden. Dennoch gibt es einige Ansätze und Erkenntnisse, die einen positiven Effekt vermuten lassen. So konnte beispielweise gezeigt werden, dass sowohl isokinetische als auch isometrische Muskelkraft durch Yogapraxis verbessert wurden (Tran, Holly, & Jake Lashbrook, Effects of Hatha Yoga Practice on the Health-Related Aspects of Physical Fitness, 2001, S. 165 ff). Hatha Yoga wird dabei im Vergleich zu anderen Stilen als besonders effektiv empfohlen. Die hierbei ohne Bezug zum Reitsport gewonnenen Erkenntnisse können jedoch auch als relevant gesehen werden. Die untersuchten Muskelgruppen wie Rumpfstreckung oder Schulterbeugung spielen gerade für Reiter eine wichtige Rolle. Hier konnten Verbesserungen von 188% und 155% gezeigt werden.

Ein wichtiger Bestandteil der Yogapraxis stellt das Dehnen dar. Nach B. Blum können dadurch zahlreiche positive Effekte auf den Körper erzielt werden. Neben erhöhter Mobilität in den Gelenken, besserer Elastizität des Bewegungsapparates und damit folglich einer leichteren Ausführung von Bewegungen oder der verbesserten Durchblutung der Muskulatur kann zudem die Muskelleistung optimiert werden. Alle Punkte führen zu minimierter Verletzungsgefahr sowie gesteigertem Wohlbefinden und Körpergefühl. (Chmiel, 2006, S. 31) All diese Vorteile aus regelmäßigem Dehnen in der Yogapraxis können dem Reitersitz zu Gute kommen.

Atmung

Die Atmung stellt für Mensch und Pferd eine lebenswichtige Funktion dar. Sauerstoff wird dem Körper zugeführt und veratmetes Kohlenstoffdioxid ausgeschieden. Der in der Yogatheorie verbreitete Begriff Prana bezieht sich genau auf diese Lebenskraft. Yama hingegen beschreibt die Kontrolle der Ein- und Ausatmung. Durch gezielte Übungen kann also über das Pranayama ein Einfluss auf die Atmung und somit auf Lebensfunktionen genommen werden.

Mögliche Vorerkrankungen, wie beispielsweise eine Schulteroperation, können dazu führen, dass die Atmung behindert ist. Der Körper muss sich beim tiefen Atmen stärker als gewöhnlich anspannen. Pferde können durch ein hohes Maß an Sensibilität diese Anspannung spüren. Auch Angst äußert sich häufig durch flaches Atmen.

Verbindung Reitsport und Yoga

„Our asana, the classical seat, must find soft and supple expression.“ Sherry L. Ackerman in Dressage in the Fourth Dimension

Das Ausführen von Reitsport ist im weitesten Sinne schon Yoga. Wie im Zitat beschrieben, ist die wichtigste Übung für Reiter der aufrechte Sitz. Dieser wird erst effektiv, wenn er ohne große Anstrengung eingenommen werden kann. Wie in verschiedensten Yoga Āsanas wird die Entspannung in der Anspannung angestrebt. Durch den bewussten Einsatz der Atmung wird Leichtigkeit in jede Haltung gebracht. So kann auch der Reiter lernen, ohne viel Aufwand und Kraft aufrecht und tief im Sattel Platz zu nehmen.

In einer Studie konnte Mark D.Tran eine positive Wirkung auf den Körper feststellen. Durch das psychische Entspannen kann der Reiter ausgeglichen in den Sattel steigen. Über das fokussierte Wahrnehmen geht der Blick fürs Wesentliche nicht verloren. Dieser Punkt sollte für viele

Reiter weitaus mehr in den Vordergrund treten. Bei der Arbeit mit dem Pferd hat diese oberste Priorität. Ein Ablenken durch Handy, Umwelt, etc. sollte für den Reiter nicht stattfinden. Die unter anderem durch Yoga Praxis erlernte Wachsamkeit und der Fokus für das Wesentliche, können in dieser Situation helfen. Zudem konnte eine Verbesserung in der Zügelhaltung festgestellt werden. Der Handgriff wurde gestärkt, was jedoch keinen negativen Aspekt darstellt, sondern durch das erhöhte Bewusstsein für die Zügelfäuste positiv zu bewerten ist. Eine verbesserte Ausdauer kann durch die gesteigerte Sauerstoffaufnahme nachgewiesen werden. (Tran, Holly, Lashbrook, & Amsterdam, 2001, S. 165)

Kann der Reiter seinen Körper und sein Gleichgewicht nicht optimal einsetzen, wird er das Pferd in seinen Bewegungen stören. Je besser er seine Muskulatur kennt und bewusst einsetzen kann, desto eher wird er einen stabilen und einfühlsamen Sitz erlangen können. (Beerbaum, Lötzerich, & Bojer, 1998, S. 46) Durch Yoga Praxis kann genau dieses Körpergefühl erlangt werden.

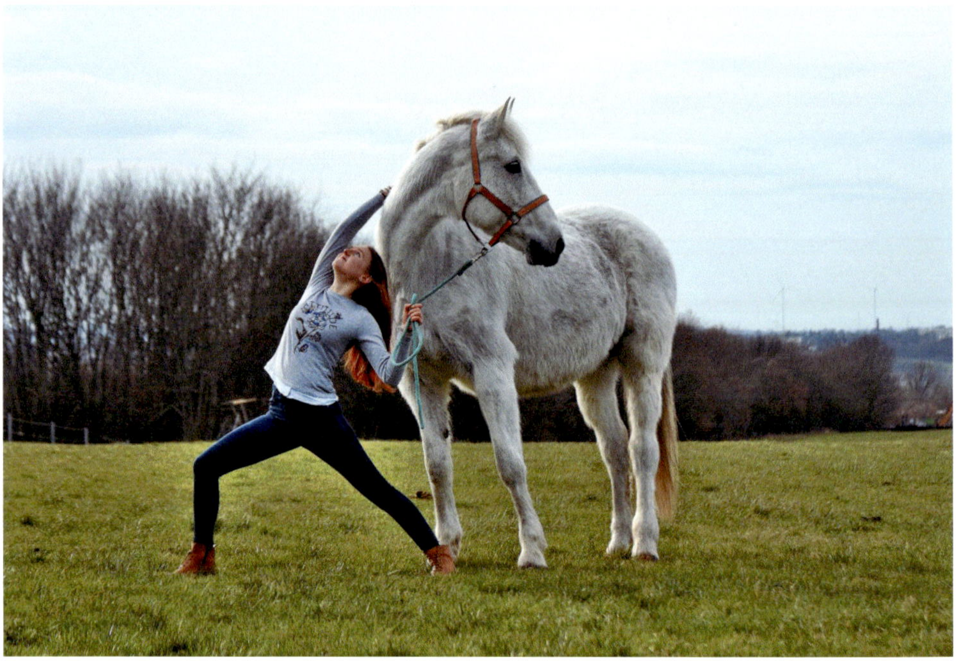

Mit Yoga lernt man, seinen Fokus auf das Wesentliche zu setzen. Im Reitsport ist das vor allem der Blick aufs Pferd.

Material und Methoden

Versuch

Aufbau

Um den Einfluss von Yoga auf den Reitersitz zu analysieren, wurden drei verschiedene Ansatzpunkte gewählt. Die regelmäßige Yoga-Praxis und der Reitsport umfassen sehr komplexe Zusammenhänge zwischen Körper, Geist und dem Pferd. Daher wird es als notwendig angesehen, den Versuch von verschiedenen Gesichtspunkten zu betrachten.

Zunächst soll ein Fragebogen helfen, die allgemeine Fitness und die Vorgeschichte der Teilnehmer zu erfahren. Dieser wird in Punkt 4.1.4 genauer erläutert.

Als weiteren Ansatz wird die Fitness der Teilnehmer vom Boden aus nach Richtwerten des Sportmotorischen Tests ((DOKR), 2018 2.Auflauge) festgestellt. Mögliche Dysbalancen in der Muskulatur, eine fehlende Dehnung oder Grundkraft können hier festgestellt werden (Chmiel, 2006, S. 9) Gemessen wird jeweils unaufgewärmt vor der Yogaeinheit. Die Analyse der Reiter auf einem Reitsimulator in München stellt den dritten Versuchsansatz dar.

Nach Aufnahme der Daten wurde ein fünfwöchiges Yoga Programm absolviert. Je zweimal pro Woche haben die Teilnehmer im Yoga Studio unter Aufsicht eine Stunde trainiert.

Der Zeitraum der Studie beginnt mit der ersten Messung auf dem Reitsimulator in München am 01.10.2019 und endet mit dem Abschlusstermin am 12.11.2019.

Testparameter

Folgende Parameter, die nach eingehender Literaturrecherche als besonders wichtig für den Reitersitz erachtet werden, sollen zur Beurteilung der Beweglichkeit der Teilnehmer analysiert werden.

Um die Flexibilität von Hüftbeuger und Brustmuskulatur zu bestimmen, werden die Probanden zunächst außerhalb des Sattels getestet. Nach den Vorgaben des Sportmotorischen Tests für Reiter wird die Beweglichkeit in drei Stufen der Verkürzung beschrieben.

Auf dem Reitsimulator werden die Reiterinnen gebeten, sich zunächst in einen aufrechten, aber dennoch entspannten Sitz zu begeben. Hier werden die Ausrichtung von Hüfte und Schulter überprüft sowie die Einhaltung der Linien nach dem Regelwerk der Deutschen Reiterlichen Vereinigung (FN). Ein weit verbreitetes Problem unter Reitern ist die Unbeweglichkeit der Oberschenkel, meist resultierend aus zu wenig Bewegungsspielraum der Hüfte.

Auf dem Reitsimulator wird nach dem Standardprogramm des Herstellers der Sitz nach den drei Punkten Schwerpunktverteilung, Schenkeldruck und Zügelführung analysiert. Die genaue Funktionsweise wird im Punkt 4.2 erklärt.

Teilnehmer

Um vergleichbarere Ergebnisse bei geringer Teilnehmerzahl zu erreichen, wurden für die Studie ausschließlich weibliche Teilnehmer ausgewählt. Die Zahl der bei der FN eingeschriebenen Reiterinnen nimmt tendenziell zu, anders als die Entwicklung der männlichen Mitglieder. Der Versuch und die Stichprobe entsprechen so mehr der Realität. Eine Auswahl der Teilnehmer im Umfeld der Fachhochschule ist für weibliche Teilnehmer ebenso deutlich einfacher. Zudem könnten die von Walgenbach und Ritterbusch 1998 nachgewiesenen verschiedenen Herzfrequenzen von Mann und Frau zu unterschiedlichen Ergebnissen führen. Außerdem sollten die Reiterinnen alle aus dressurbetonten Disziplinen stammen, da in anderen Bereichen die körperlichen Voraussetzungen (Herzfrequenz, Atemvolumen, Ansprüche an den Reiter) anders sind. Da Reiter auch ohne zusätzlichen Sport fitter werden (Walgenbach, Ritterbusch 1998), je mehr Zeit sie im Sattel verbringen, sollten die Teilnehmerinnen möglichst maximal eine Stunde am Tag reiten.

Die Probanden wurden über das E-Mail-Portal der Hochschule sowie mit Aushängen auf die Studie aufmerksam gemacht. Das Alter der sieben Teilnehmerinnen reicht von 19 bis 29. Im Mittel waren die Testpersonen 1,68m groß (Min.: 1,58 m; Max.: 1,8 m) und 61,43 kg schwer (Min.: 52 kg; Max.: 73 kg). Mit einem durchschnittlichen BMI von 21,4 liegen alle Ergebnisse im Normalbereich.

Das reiterliche Niveau sollte mit drei Fragen analysiert werden. Im Schnitt reiten die Teilnehmerinnen zwischen drei und sechs Stunden pro Woche und üben den Reitsport seit mehr als drei Jahren aus. Erfahrung auf dem Turnier können fünf Personen vorweisen. Das Niveau befindet sich dabei vor allem im Wettbewerbsbereich und nur zwei Nennungen in der Klasse A und L .

Fragebogen

Zur Ergänzung der physiologischen Messungen dient ein Fragebogen, der in vollständiger Form im Anhang zu finden ist. Dieser wurde den Teilnehmerinnen vor und nach der Studie per E-Mail zugesendet und ausgefüllt zurückgeschickt. Die Abfrage vor dem Start der Übungsstunden dient zur Einschätzung der Reiterinnen, deren Gesundheit und dem allgemeinen Interesse an Ausgleichssport. Nach

Absolvieren des Yoga Programms wird dieser Fragebogen in leicht abgeänderter Form erneut ausgefüllt, um eine mögliche Veränderung zu dokumentieren. Es wurden einige Fragen speziell zu dem Ablauf der Studie und den Wahrnehmungen ergänzt. Diese Abfrage dient hauptsächlich der Gewinnung von Daten zu Vorgeschichte und Gewohnheiten der Teilnehmer. Mit Informationen zu möglichen Vorerkrankungen, Ernährungsgewohnheiten, der Einstellung zu Ausgleichssport und der Selbsteinschätzung der persönlichen Fitness soll die Ausgangssituation analysiert werden. Für die Auswertung des persönlichen Gefühls im Sattel nach dem Yoga Kurs sollen die Teilnehmer mit drei selbstgewählten Begriffen ihr Sitzgefühl sowohl vor als auch nachher beschreiben.

Der Ausgangsfragebogen mit einem Umfang von 13 Fragen wurde nachträglich um eine Frage ergänzt. Verwendet wurden hauptsätzlich geschlossene Fragen. Neben Entscheidungsfragen (vorher 3, nachher 7) gibt es Fragen mit mehreren vorgegebenen Antwortmöglichkeiten (vorher 7, nachher 4). In der letzten Frage des Nachher-Fragebogens wird die Zustimmung zu Behauptungen abgefragt (1: Stimme ich voll und ganz zu, 2: Stimme ich eher zu, 3: Stimme ich eher nicht zu, 4: Stimme ich gar nicht zu). Eine halboffene Frage gibt den Befragten die Möglichkeit ihren gesunden Lebensstil genauer zu beschreiben. Das persönliche Sitzgefühl und die Erwartungen werden mittels offener Fragen von den Teilnehmerinnen dargestellt.

Funktionsweise Reitsimulator

Der Reitsimulator der Firma Racewood ermöglicht über drei Sensorbereiche eine gute Analyse des Reitersitzes. Am Pferdekopf befinden sich im Maulbereich zwei Sensoren, mit denen die Intensität der Handeinwirkung gemessen werden kann sowie Stellung und Biegung

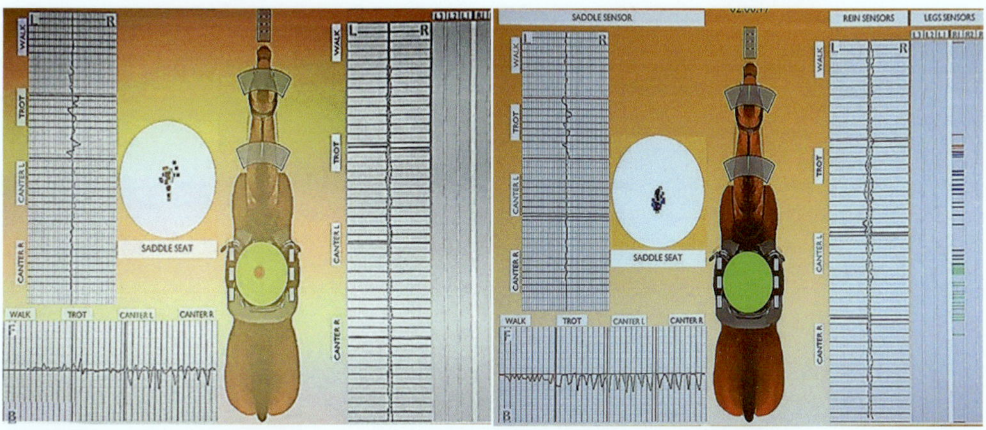

Abbildung 4 Testritt zweier Teilnehmerinnen auf dem Reitsimulator vor den Yoga Stunden

ermöglicht wird. Über zwei weitere Sensoren am Zügel kann der Hals gebogen werden. Im Bereich der Sattellage bestimmen vier Sensoren die Gewichtsverteilung und den Schwerpunkt des Reiters in allen Gangarten und Lektionen. Links und rechts am Rumpf des Pferdes befinden sich jeweils drei Sensoren um die Beinlage zu analysieren. Über einen zum Simulator gehörigen Monitor werden die Ergebnisse in Echtzeit auf den Bildschirm direkt vor dem Pferd übertragen. Während der Simulation ist der Reiter lediglich aufgefordert, den Bewegungen des Pferdes passiv zu folgen und nicht aktiv selbst zu agieren. Eine anschließende Auswertung des Testrittes ermöglicht einen Vergleich der einzelnen Teilnehmer.

Die Auswertung der Sitzanalyse erfolgt über fünf Bereiche (siehe Abb.4). Während der Analyse ist im grün hinterlegten Bereich ein roter Punkt zu sehen. Dieser zeigt je nach Größe die Intensität und Lage der Gewichtsverteilung an, die später im weiß hinterlegten Kreis durchschnittlich abgebildet wird. Die Sensoren im Sattelbereich auf der linken Seite zeichnen die Gewichtsverteilung während der drei Grundgangarten sowie im Galopp beidseitig auf. Im Kreis rechts daneben wird der Durchschnitt der Sitzposition im Sattel angezeigt. Je näher die Verteilung am Mittelpunkt liegt, desto zentrierter ist der Sitz. Ergänzt werden die Angaben zur Sitzposition durch die Aufzeichnung der Sensoren im vorderen und hinteren Bereich. Auch hier werden alle drei Grundgangarten und der Galopp beidseitig analysiert. Gemessen wird hier die Verteilung des Gewichts nach vorn oder hinten. Eine vermehrte Aufzeichnung im Front-Bereich (F in der Grafik) bedeutet also eine Tendenz, nach vorn zu fallen, wohingegen Linien im Back-Bereich (B in der Grafik) ein nach hinten kippen anzeigen. Ziel ist es möglichst nah an der Balance-Linie in der Mitte zu bleiben.

Auf der rechten Seite werden Zügel und Beinhilfen dargestellt. Liegen die Beine gar nicht am Pferderumpf an, wird keine Aufzeichnung vorgenommen (linker Teil Abb.1). Werden die Beine jedoch angelegt, können je nach Breite der Balken sowohl die Stärke, als auch die jeweilige Seite ermittelt werden. Die Auswertung der Zügelhilfen erfolgt analog der Gewichtshilfen. Je weiter die Linie links oder rechts von der Balancelinie in der Mitte abweicht, desto stärker sind die Hilfen.

Die Verwendung des Roboters im Gegensatz zu einem lebendigen Pferd als Messobjekt, bringt den Vorteil, dass eine bessere Vergleichbarkeit der Testritte möglich ist. Umwelteinflüsse, die Tagesform des Pferdes, spontane Ausgleichsbewegungen oder Stolpern können ausgeschalten werden. Da die Maschine nicht müde wird, können alle Teilnehmer an einem Tag hintereinander die Versuche durchführen, ohne eine veränderte Ausgangslage zu haben. Zudem weist der Roboter weder eine schiefe Seite noch gesundheitliche Mängel auf, die für die Tests sonst in die Auswertung mit aufgenommen werden müssten. Die Rittigkeit des Pferdes steht in engem Zusammenhang mit der reiterlichen Belastung (Guhlich, 2006, S. 18). Die Benutzung des Roboters ermöglicht jedoch eine unverfälschte Hilfengebung auf sensibelstem Niveau. Die Reiter müssen sich nicht auf ein möglicherweise abgestumpftes Pferd einstellen, was die Art der Hilfengebung und den Einsatz von Sitz, Schenkel und Zügeln verändern würde.

Nach einer Einweisung der Teilnehmer zum grundsätzlichen Ablauf der Testritte, erfolgte für jeden Reiter eine fünf minütige Probezeit, um sich an das Roboterpferd und die Bewegungen zu gewöhnen. Auch die Kalibrierung der Sensoren erfolgt vor dem aufgezeichneten Ritt. Während der eigentlichen Messphase, zeichnen die Sensoren sowohl die Verteilung des Gewichts- und damit Schwerpunktes im Sattel, die Zügelführung sowie den Schenkeldruck auf beiden Seiten und in allen drei Grundgangarten (Trab ausgesessen) auf einer Geraden auf.

Auswertung der Daten

Wortwolke

Die Auswertung der aus dem Fragebogen erhaltenen Antworten erfolgt hauptsächlich über das Portal www.wortwolk.com. Es wurde mit den Standardeinstellungen gearbeitet. Die Schriftart, Ausrichtung und Farbe wurden zur besseren Lesbarkeit abgeändert. Stoppwörter wurden bei der Auswertung ignoriert. Eine detaillierte Auflistung der abgegebenen Antworten zu den unterschiedlichen Fragestellungen mit Häufigkeit ist im Anhang einzusehen. Die Häufigkeit der abgebildeten Wörter wird durch eine Legende vom meistgenannten bis am wenigsten gezählten Begriffs ersichtlich.

Statistik

Zur Veranschaulichung der Ergebnisse wurden die Daten aus einer Excel Tabelle in Diagramme umgewandelt. Eine statistische Auswertung der Messung von der Oberschenkelrückseite erfolgte über das Programm R mittels dem Shapiro Wilk Test auf Normalverteilung sowie einem t-Test für zwei Stichproben. Analysiert wurde ein möglicher Zusammenhang zwischen der Verbesserung unter den sieben Teilnehmerinnen und ein Unterschied zwischen den Mittelwerten aus der vorher- und nachher Messung. Es wird ein Signifikanzniveau von $\alpha = 0{,}05$ angenommen. Alle p-Werte unter 0,05 werden demnach als signifikant angesehen und mit „*" gekennzeichnet

Übungsprogramm für Reiter

Für die Teilnehmerinnen wurde ein Programm konzipiert, das speziell für das Reiten bedeutende Körperregionen ansprechen soll. Zusätzlich wird in den Übungen auf die Wichtigkeit der Atmung als wertvolle Ergänzung des Trainings eingegangen.

Allgemeine Leistungsfähigkeit

Das grundlegende Ziel der Yoga Praxis soll eine Verbesserung der Leistungsfähigkeit der Teilnehmer sein. Diese umfassen nach dem in Abbildung 5 ersichtlichen Schema unter anderem folgende Komponenten:

- Die korrekte technische Ausführung der Asanas hilft, Koordination und Bewegungsfähigkeiten zu verbessern. Der Körper wird in Haltungen gebracht, die im Alltag in dieser Form nicht eingenommen werden. Dadurch wird ein neues Körpergefühl entwickelt und ein gezieltes Ansteuern von Körperregionen trainiert.

- „Koordination“ beinhaltet auch die Aspekte Rhythmus, Reaktion, Anpassungsfähigkeit oder Orientierung. (Guhlich, 2006, S. 51, 52) Alle Punkte sind unverzichtbar für ein gefühlvolles Eingehen auf das Pferd. In einer Umfrage unter Berufsreitern gaben 49% der Befragten an, neben dem Reiten weitere Sportarten zu betreiben. Von diesen widmen sich 23% hauptsächlich der Verbesserung der Koordination. (Lohse, 2019, S. 51)

- Kognitive Fähigkeiten werden durch bewusstes Wahrnehmen der Haltungen geschult. Die Teilnehmer lernen den eigenen Körper zu spüren.

- Trotz der vorwiegend ruhigen Bewegungsabfolgen im Yoga, wird auch die Kondition trainiert. Die Abfolge von Sonnengrüßen im Aufwärmprogramm kann zu einer verbesserten Ausdauer führen. Diese wird als Fähigkeit beschrieben, Muskelarbeit auch bei auftretenden Ermüdungserscheinungen aufrechterhalten zu können (Bojer, 2019). Eine gute Ausdauer ermöglicht eine bessere Sauerstoffversorgung. Durch gezieltes Ausdauertraining erhöht sich das Atemvolumen und die Anzahl der Blutgefäße. (Chmiel, 2006, S. 12) Ein kontinuierliches Üben in Kombination mit der richtigen Atmung kann helfen, auch anstrengende Haltungen ohne viel Aufwand zu halten.

In einer Reitstunde wird der Reiter mehr und weniger intensiv über einen Zeitraum von 45-60 Minuten gefordert. Um diese Zeitspanne durchzuhalten, wird eine ausreichende Sauerstoffversorgung als Voraussetzung angesehen. Anja Sager spricht dem Training der Ausdauerleistung eine große Bedeutung zu. Ein Übungsprogramm für Reiter über 12 Wochen konnte deutliche Verbesserung der allgemeinen Fitness, der Rechts-Links Symmetrie sowie der Bauch- und Rumpfmuskulatur erzielen. (Sager, 2006, S. 16)

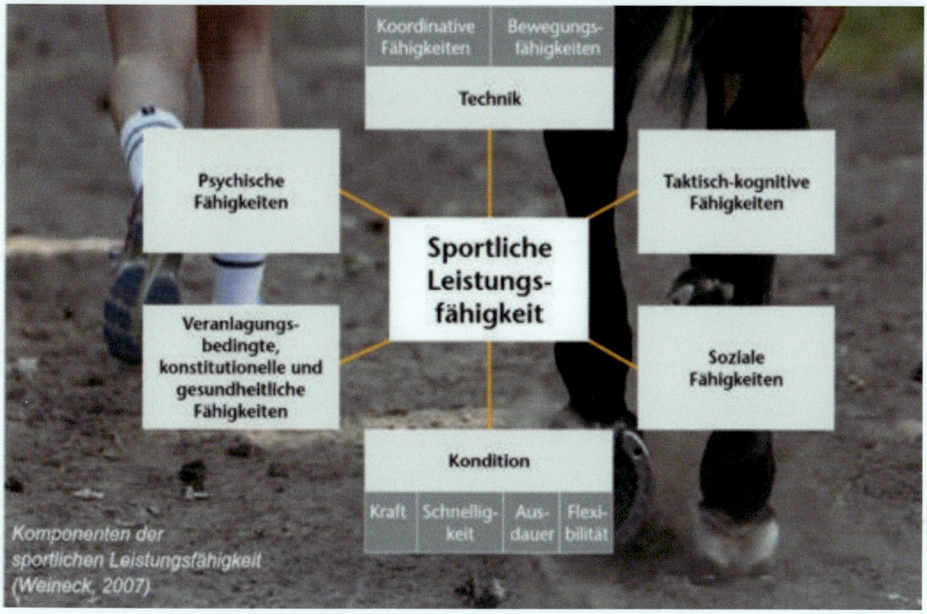

Abbildung 5 Komponenten sportlicher Leistungsfähigkeit

Von großer Bedeutung ist außerdem die Flexibilität. Muskelgruppen werden vorsichtig im Rahmen der jeweils vorliegenden Möglichkeiten gedehnt und können somit zu optimierter Flexibilität führen. Durch den nicht zu vernachlässigenden Einfluss der Gelenke auf die Beweglichkeit, sollten auch diese hinreichend mobilisiert werden. (Chmiel, 2006, S. 13).

Die individuelle Ausprägung der Beweglichkeit wird durch zahlreiche endogene Faktoren maßgeblich beeinflusst. Diese sind nach A. Woll 2006:

- Geschlecht
- Alter
- Körperbau
- Intelligenz
- Ängstlichkeit
- Leistungsmotivation

Diese Übersicht wird durch I. Froböse 2015 ergänzt. Einen Einfluss auf die Flexibilität haben demnach auch die Außentemperatur und die Tageszeit. In der Umfrage von S. Lohse gaben nur 16% der Berufsreiter an, sich neben dem Reiten der Verbesserung der Beweglichkeit zu widmen. (Lohse, 2019, S. 51)

Kraft wird im Yoga vor allem in Halteübungen benötigt. Für das Reiten ist vor allem die Kraftausdauer von Bedeutung. Sie beschreibt die Fähigkeit der Muskulatur, eine Belastung über längeren Zeitraum zu überwinden. (Chmiel, 2006, S. 11) Jene Halteübungen zielen darauf ab, die Muskelspannung bei gleicher Muskellänge zu variieren. Durch den steigenden Druck verengen sich Blutgefäße und hemmen damit die Durchblutung des Muskels. Ab einer Grenze von 15% der Maximalauslastung stellt dieser die Energiebereitstellung von aerob auf anaerob um. Die statische Ausdauer in Form von Haltearbeit unterscheidet sich also von der dynamischen Ausdauer, bei der durch den Wechsel zwischen An- und Entspannung der Muskulatur unter Zunahme von Sauerstoff versorgt wird. (Deutsche Hochschule für Prävention und Gesundheitsmanagement, 2015)

Neben den körperlichen Vorteilen kann durch die regelmäßige Praxis auch die seelische Komponente gestärkt werden. Die Auseinandersetzung mit dem eigenen Körper hilft das Selbstbewusstsein zu stärken und Dinge aus einer anderen Perspektive zu sehen. Die tiefere Atmung stärkt das Immunsystem und kann die allgemeine körperliche Konstitution verbessern.

Die Dauer der Praxis steht in direktem Zusammenhang zu den maximalen Ergebnissen. (Benedik & V.Wirth, S. 25) Da es für Yoga Anfänger eher untypisch ist, jeden Tag eine Stunde in den Alltag zu integrieren, wurde für die Studie eine Dauer von zweimal pro Woche jeweils eine Stunde als durchführbar angesehen. Da auch eine kurze, dafür regelmäßige Praxis im Alltag von positivem Nutzen sein kann, wird den Teilnehmern nahegelegt, sich auch abseits der Trainingseinheit, bewusster zu bewegen. Der Hauptgrund keinen Ausgleichssport zu betreiben ist oft zu wenig Zeit. Diese Annahme konnte S. Lohse bestätigen. 222 der 548 Befragten gaben an, aus diesem Grund keinen weiteren Sport zu betreiben. Auf Platz zwei mit nur 56 Antworten folgt die fehlende Motivation. (Lohse, 2019, S. 52)

Um einen optimalen Trainingseffekt zu erzielen, wird eine Dauer von zwei Stunden nach einer größeren Mahlzeit empfohlen. (Benedik & V.Wirth, S. 27) Die Muskulatur ist nicht immer gleich dehnungsfähig. Die Unterschiede beruhen zum Beispiel auf der Tageszeit (morgens weniger Dehnungsfähigkeit als Nachmittag), dem Alter, Temperaturen (je wärmer, desto leichter dehnbar) oder dem allgemeinen Stresslevel der Teilnehmer (Chmiel, 2006, S. 71). Es ist also wichtig, die Trainingseinheiten nach ähnlichen Tagesabläufen und zu gleichen Wochenzeiten zu absolvieren um somit zusätzliche Einflussfaktoren zu minimieren.

Zusammenstellung von Übungen speziell für Reiter

Die drei in Abbildung 6 dargestellten Hauptelemente bilden die Grundlage für die Übungsstunden. Einzelne Yogapositionen wurden nach Betrachtung der jeweiligen positiven Effekte speziell so ausgewählt, dass sie den Bedürfnissen von Reitern entsprechen. Auf die für ein müheloses Ausüben des Reitsports benötigten Voraussetzung wird im Punkt „3 Der Sitz des Reiters" näher eingegangen.

Im Folgenden wird eine Auswahl wichtiger Haltungen und die jeweilige Wirkung aufgezeigt und in einer Tabelle zusammengefasst.

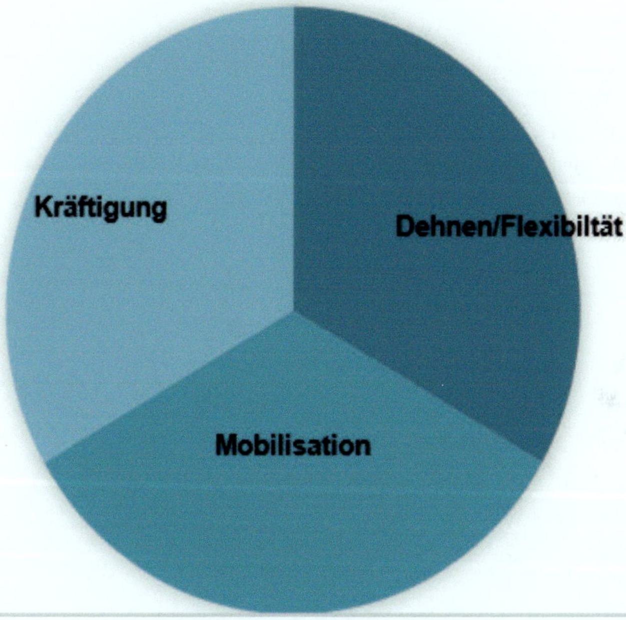

Tabelle 1

Abbildung 6 Grundlage Training für Reiter; eigene Darstellung nach Chmiel, 2006

Zusammenstellung Yogapositionen speziell für Reiter; eigene Darstellung nach Iyengar, 2010, Chmiel, 2006, Benedik & V.Wirth, 2000, Schleip, 2019

Name der Position	Bild	Wirkung
Virabhadrasana II (Krieger 2)	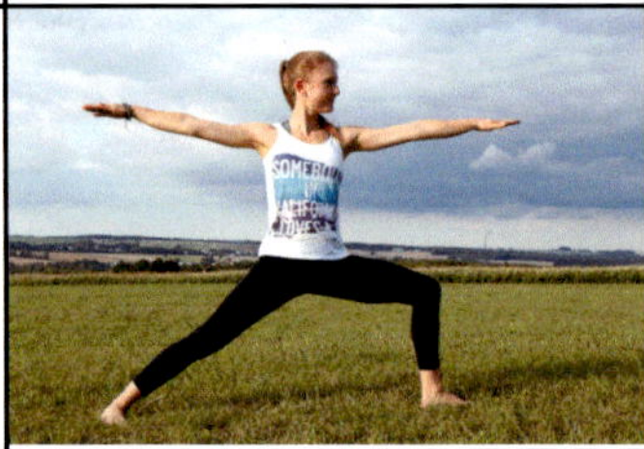	• Beinmuskeln gut geformt • Krämpfe in Waden, Schenkel gelindert • Bein- und Rückenmuskulatur gestärkt, geschmeidig • Unterleibsorgane gekräftigt
Trikonasana (Dreieck)	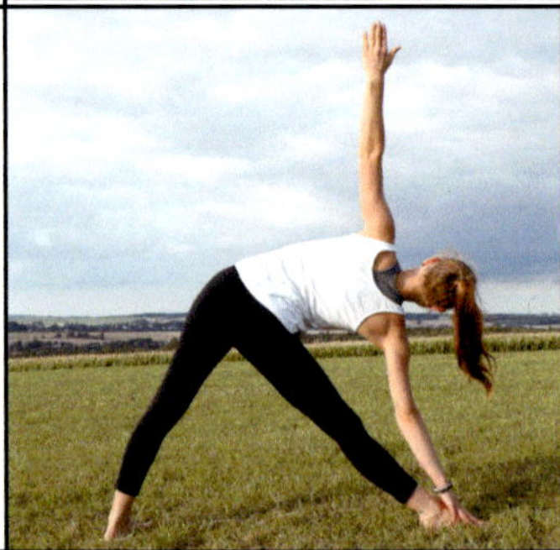	• Beinmuskeln gestärkt • Hüfte und Beine von Steifheit befreit • Rückenschmerzen und Halsverrenkungen gelindert • Fußknöchel und Brust gestärkt
Utkatasana (Stuhl)	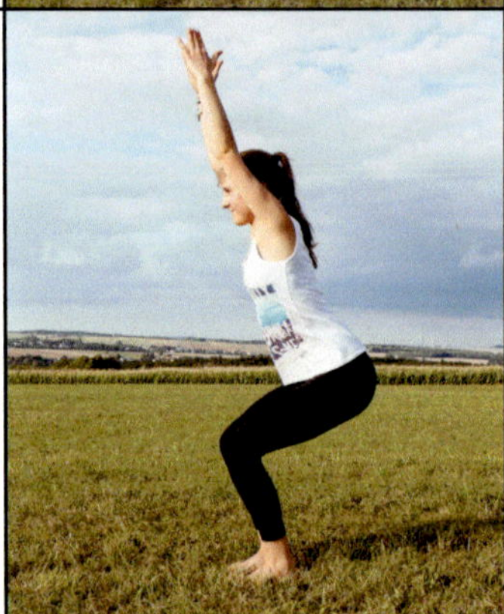	• Schultern werden geschmeidig • Fußknöchel und Beine gekräftigt • angehobenes Zwerchfell bewirkt leichte Massage des Herzes • Bauch und Rücken werden stärker • Ausdehnung des Brustkorbs
Urdhva Muka Shvanasana (Heraufschauender Hund)	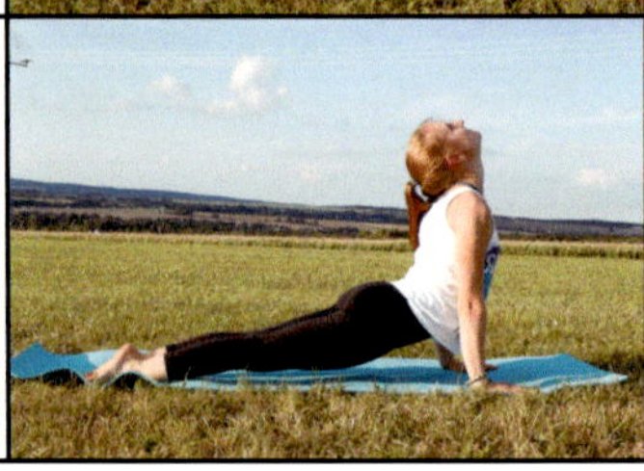	• Wirbelsäule wird verjüngt • steifer Rücken wird geschmeidig • Brust ausgeweitet, Lunge geöffnet • Blut kreist in Beckengegend

Name der Position	Bild	Wirkung
Gomukhasana (Kuhgesicht)	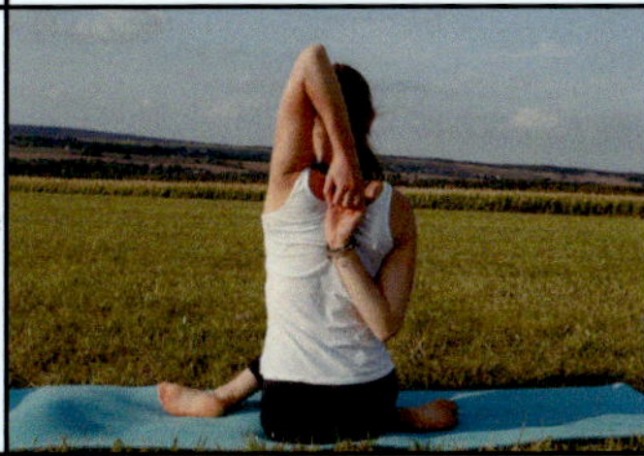	• Krämpfe in Beinen geheilt, Beinmuskeln elastisch • Brust geweitet • Rücken gerade, Latissimus dorsi komplett gedehnt • Schultergelenke werden frei beweglich
Upavishta Konasana (Gegrätschte Vorbeuge)	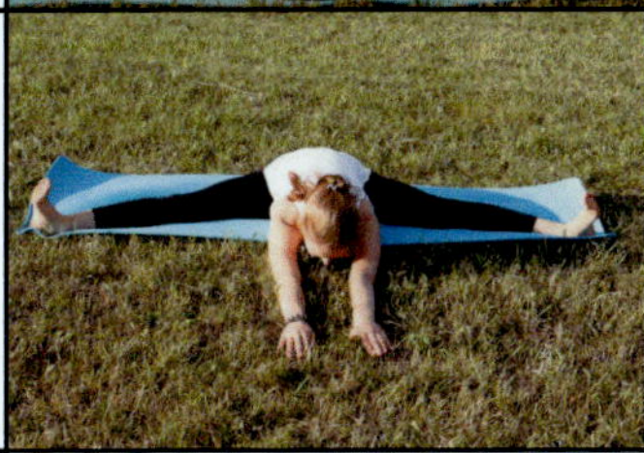	• Kniesehnen gedehnt • Blut kreist in Beckengegend • Linderung Ischias Schmerzen
Halasana (Pflug)	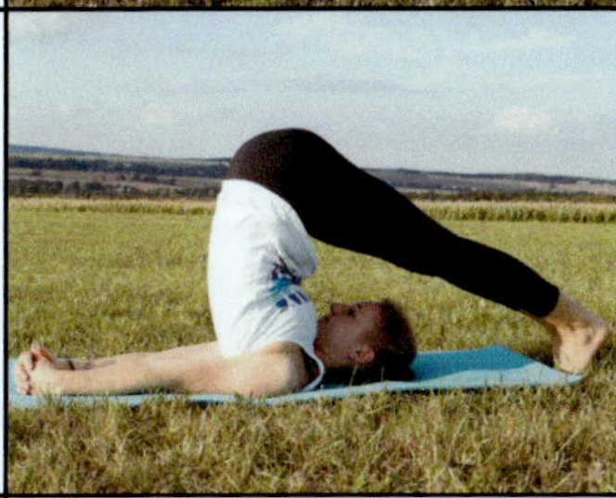	• Zusammenziehen Bauchorgane verjüngen • Blut zur Wirbelsäule • Steifheit in Ellenbogen, Schultern und Händen geheilt • Beweglichkeit Rücken gefördert
Ardha Matsyendrasana (Sitzende Drehung)	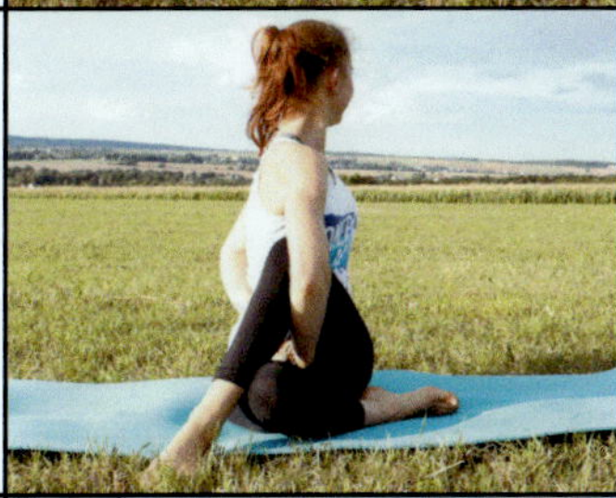	• Bauchorgane belebt, gedehnt • Seitwärtsdrehung lindert Rückenbeschwerden, Hexenschussrisiko gesenkt • Hüftgelenke gestärkt • Nackenmuskeln werden frei, beweglich, kräftig
Parivrtta Surya Yantrasana (Kompass)	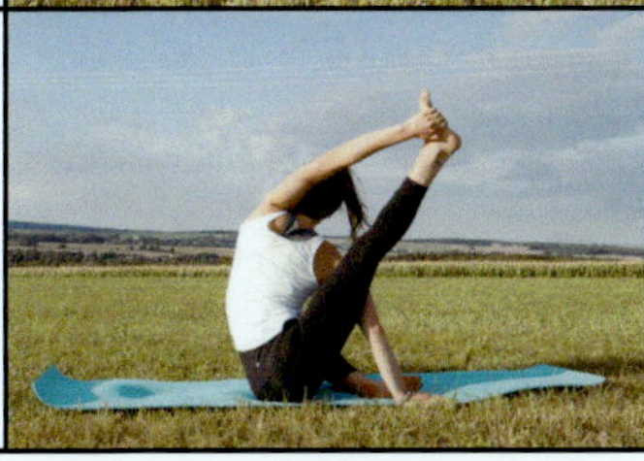	• Flexibilität Becken • Beine und Schultern gedehnt

Name der Position	Bild	Wirkung
Ardha Chandra Chapasana (Halbmondvariante)	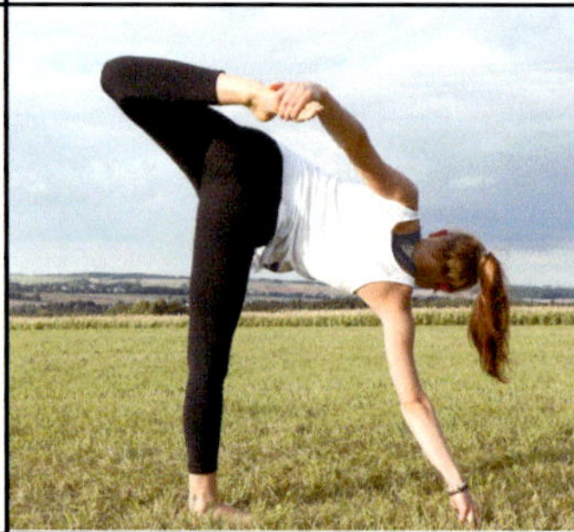	• Dehnung Hüfte • Förderung Balance, Gleichgewicht • Öffnung Brustkorb
Eka Hasta Bhujasana (Fliegender Elefant)	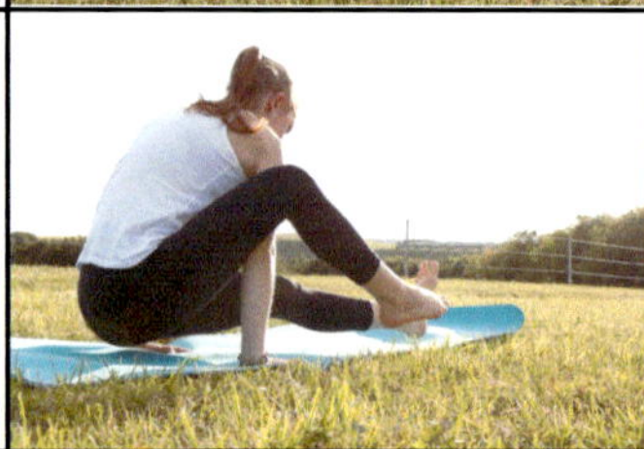	• Kräftigung Armmuskulatur • Bauchmuskulatur gefördert
Kapotasana (Variante Taube)	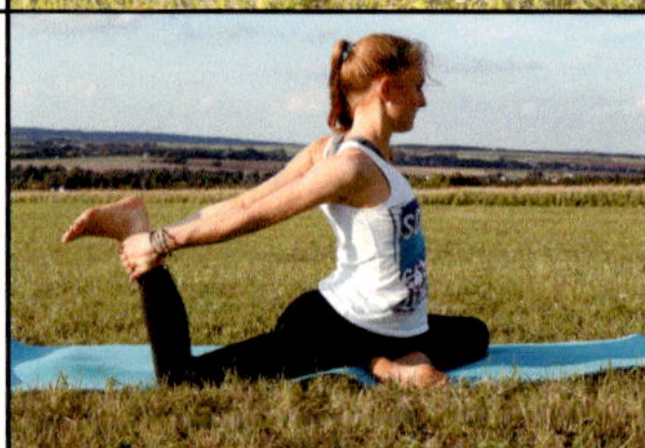	• Dehnung Schulter • Bauchmuskulatur gefördert • Dehnung Hüfte
Janu Sirsasana (Knie Kopf Haltung)	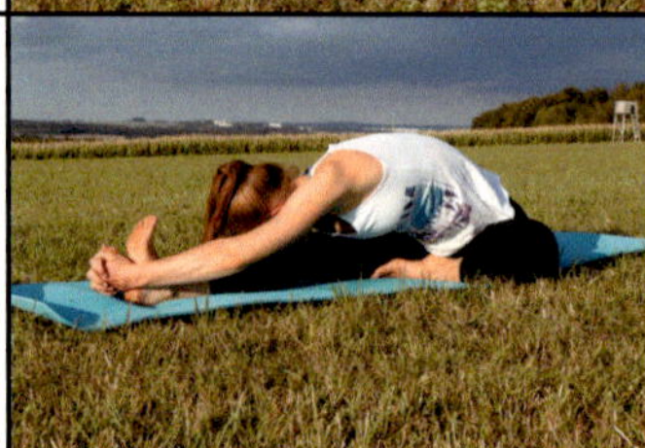	• durchblutet Bauchorgane • Schultern gekräftigt • unterer Rücken gestärkt
Navasana (Boot)	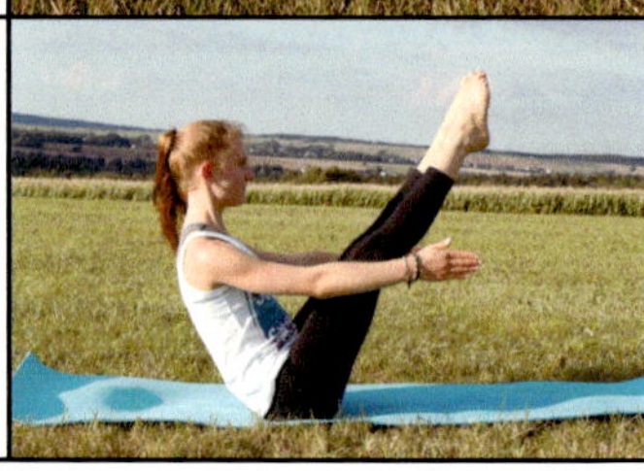	• Kräftigung Bauchmuskulatur • Kräftigung Rücken

Name der Position	Bild	Wirkung
Eka Pada Raja (Taube)	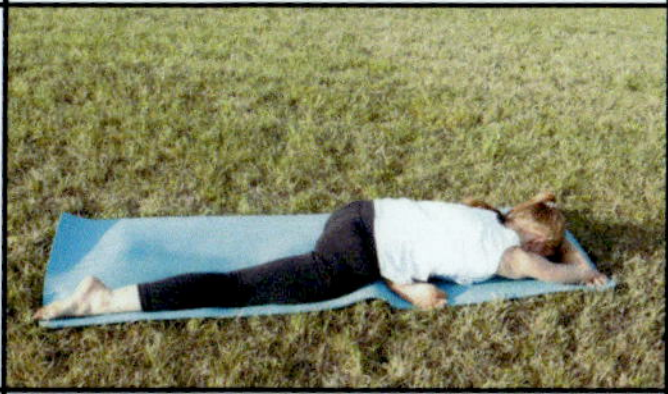	• Hüfte gedehnt • Iliopsoas gedehnt
Chakrasana (Rad)	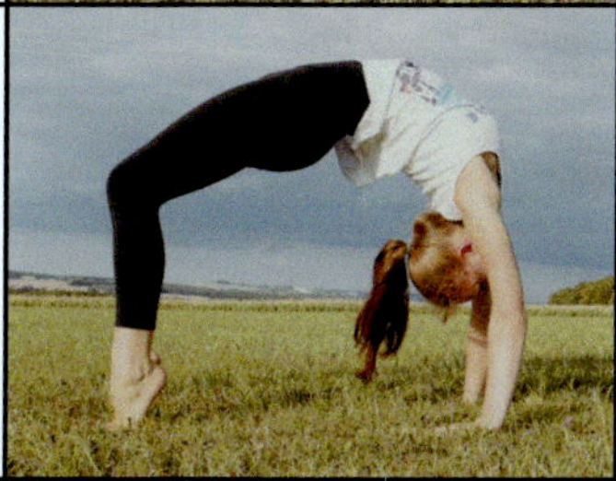	• Kräftigung Streckmuskulatur Rücken • Gesäßmuskulatur, Lenden- und Kreuzbein gestärkt • -Stärkung Nacken • Blutzufuhr Gehirn verbessert
Baddha Konassana (Schmetterling)	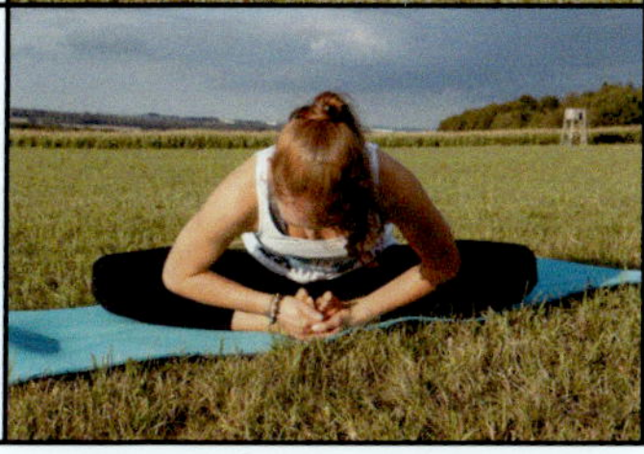	• Blutzufuhr Becken, Bauch, Rücken verstärkt • Ischias Schmerz gelindert • Beininnenseiten gedehnt

Einzelne Haltungen werden nicht nur statisch ausgeführt um Kraft aufzubauen, sondern können durch minimale dynamische Bewegungen gleichzeitig zur Mobilisation dienen. Eine klassische Übung zum Aufwärmen der Wirbelsäule ist das wechselseitige „Katze-Kuh" in Verbindung zur Atmung.

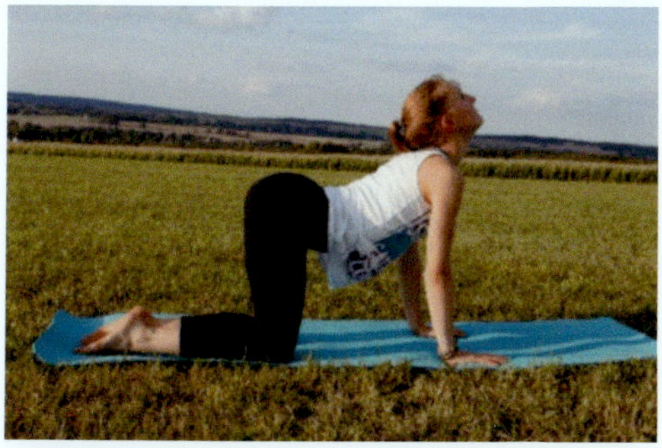

Abbildung 7 In der Position "Kuh" wird ein geführtes Hohlkreuz eingenommen.

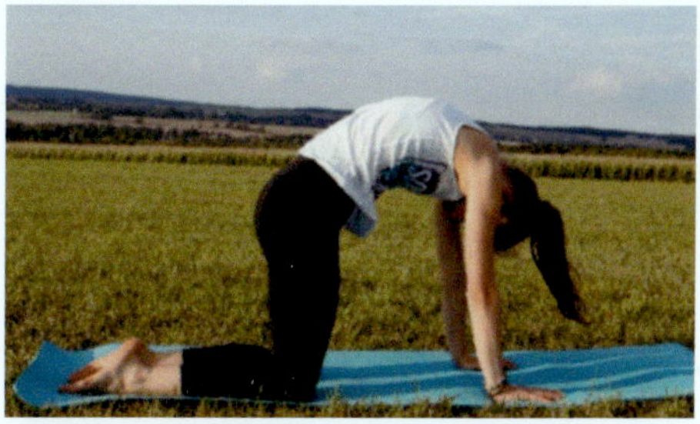

Abbildung 8 Beim "Katzenbuckel" wird die Wirbelsäule entgegen dem Hohlkreuz nach oben gewölbt und der Schultergürtel frei gegeben.

Ein wichtiger Bestandteil der Übungseinheiten ist der Sonnengruß in Variante A und B. Diese Abfolge von Haltungen wird als Aufwärmprogramm genutzt, um den Körper optimal für die eigentliche Praxis vorzubereiten.

Das längere Verharren wird vor allem in Dehnhaltungen genutzt. So wird dem Körper Zeit gegeben, sich an die neu geforderte Belastung zu gewöhnen und sich vorsichtig anzupassen.

Nach jeder Yogaeinheit wird der Körper in Shavassana entspannt. Das Nachahmen eines Toten zielt auf völlige Bewegungslosigkeit ab. Während der Körper samt der Gedanken still wird, sollte das Bewusstsein stets präsent sein. Diese Form der Entspannung dient neben der Regeneration der Muskulatur vor allem auch der seelischen Komponente. Der Körper hat in diesen rund zehn Minuten die Möglichkeit, das gerade erfahrene Bewegungsgefühl zu verinnerlichen. Der Geist kann zur Ruhe kommen. Das Ziel ist es, alles so zu akzeptieren, wie es in diesem Moment ist. Durch dieses Akzeptieren des Gegenwärtigen kann die Wahrnehmung geschult werden. Verbindet man die Haltung ohne plötzliche Bewegungen noch mit einer ruhigen, tiefen Atmung, so können die Nerven komplett entspannt werden.

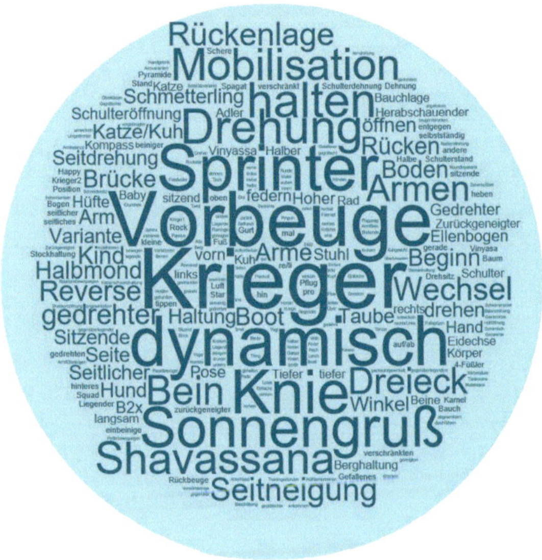

Abbildung 9 Häufigkeit der Übungen in den Yoga Stunden

21 **1**

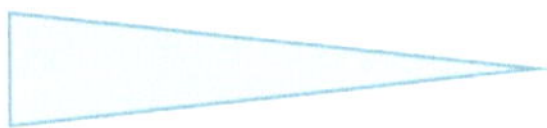

Die Auswertung aller praktizierten Yoga Stunden in schriftlicher Form zeigt eine Verteilung einzelner Asanas.

Vor allem das Aufwärmen mit dem Sonnengruß, die Krieger-Haltungen, der Sprinter und der Schmetterling zur Hüftöffnung sowie dynamisches Mobilisieren und Drehen waren Hauptbestandteil der Trainingseinheiten.

Ergebnisse

Bodentest

Bodentest vorher

Nach Vorgaben des Sportmotorischen Tests für Reiter ((DOKR), 2018 2.Auflauge) wurden der Brustmuskel, der M. iliopsoas, der M. rectus femoris sowie die Dehnfähigkeit der Oberschenkelrückseite festgestellt. Die Messung auf dem Hocker mit nach unten gebeugtem Oberkörper ergab einen durchschnittlichen Wert von 4,36 cm (Min.: -16 cm; Max.: 29,5 cm). Bei dem Brustmuskel traten beidseitig keine nennenswerten Verkürzungen auf. Der M. iliopsoas wies in fünf der sieben Fälle eine leichte Verkürzung auf (Oberschenkel auf Niveau Tischkante). Bei Messung des M. rectus femoris traten vermehrt starke Verkürzungen auf (Unterschenkel steht annähernd in Verlängerung zum Oberschenkel).

Bodentest nachher

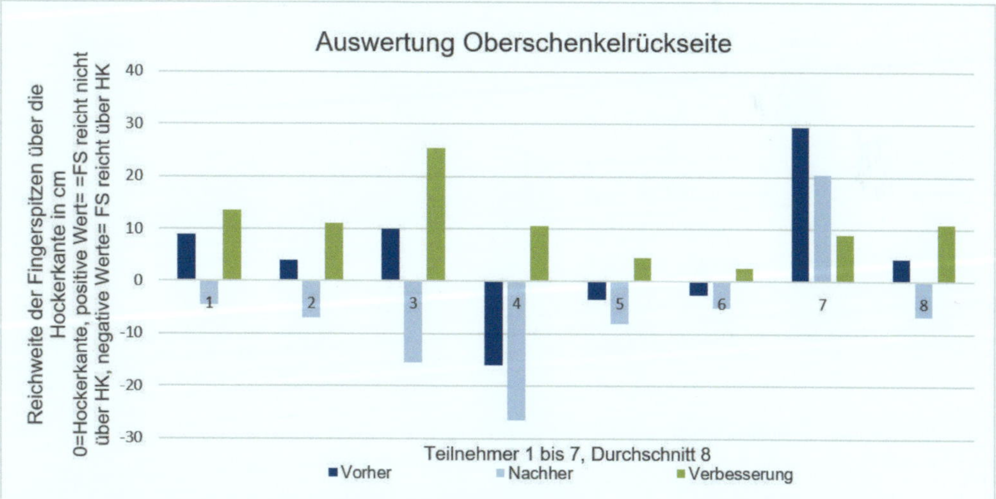

Abbildung 10 Ergebnisse der Dehnfähigkeit der Oberschenkelrückseite in cm

Die zweite Messung der Dehnfähigkeit der Oberschenkelrückseite ergab einen durchschnittchen Wert von -6,57 cm (Min.: -26,5 cm; Max.: 20,5 cm). Damit ist eine durchschnittliche Verbesserung von 10,93 cm zu erkennen.

In der statistischen Auswertung wurden zunächst die Werte vorher und nachher sowie die Verbeserung auf Normalverteilung getestet. (Shapiro Wilk, N=7, vorher p=0.7, nachher p=0.13, Verbesserung p=0.9) Da alle Werte normal verteilt sind, wurde der Mittelwertvergleich mit dem t-Test sowie dem gepaarten t-Test durchgeführt. Die Ergebnisse der Verbesserung unterscheiden sich im Mittel unter den sieben Teilnehmerinnen (t-Test, N=7, p<0.001*). Ein Unterschied zwischen den Mittelwerten vor und nach der Studie konnte aufgezeigt werden. (gepaarter t-Test, N=7, p=0.003*)

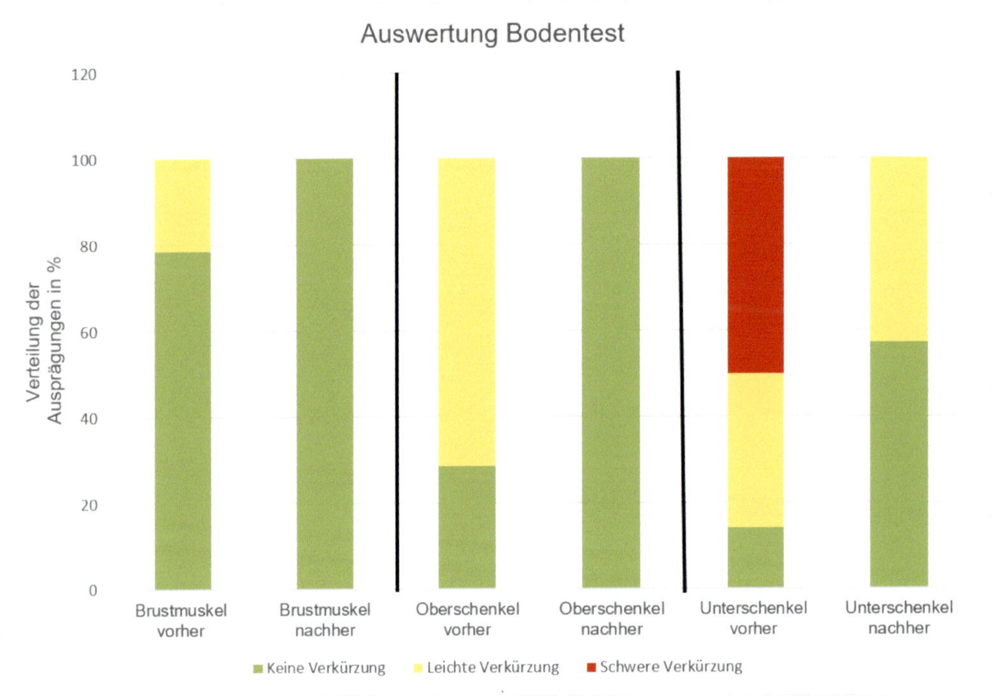

Abbildung 11 Auswertung der Messungen des Bodentests

Die 21,3% der leichten Verkürzungen im Brustmuskelbereich konnten nach der Teilnahme nicht mehr festgestellt werden. Auch die Ergebnisse der Oberschenkelmessung (M.iliopsoas) zeigten nach dem Programm keine Verkürzungen mehr. Lediglich bei der Messung der Unterschenkel (M.rectus femoris) wurden auch bei der zweiten Messung noch leichte Verkürzungen festgestellt. Auffällig ist hier jedoch, dass die Zahl der starken Verkürzungen zurückgegangen ist und sich die Anzahl ohne Verkürzungen gleichzeitig erhöht hat.

Reitsimulator

Reitsimulator vorher

Eine individuelle Sitzanalyse auf dem Roboter ergänzt die Werte der Testritte. Die Auswertung der in Textform gefassten Kommentare zu den Analysen erfolgt über das Portal www.wortwolke.com

Auffällig häufig wurde die Position der Schulterblätter bemängelt. Auch die Aufrichtung des Oberkörpers mittels der Rumpfmuskulatur, ohne dabei ins Hohlkreuz zu geraten, stellt bei sechs der sieben Teilnehmerinnen ein vermehrtes Problem dar.

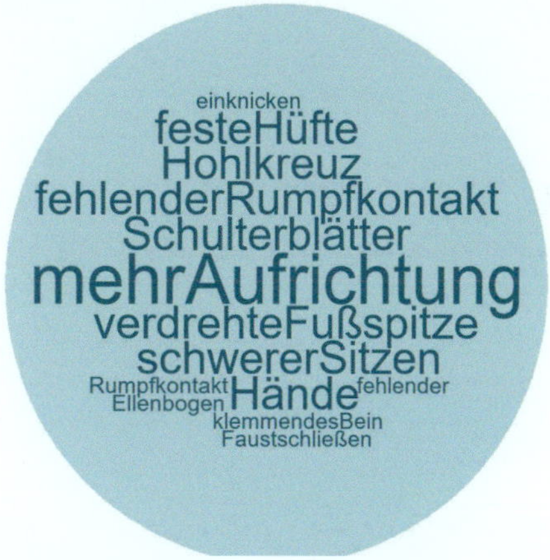

Abbildung 12 Kommentare zur Sitzanalyse auf dem Reitsimulator

6 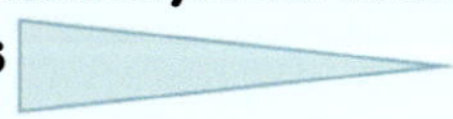 1

Reitsimulator nachher

Die zweite Sitzanalyse auf dem Reitsimulator wurde nach individuellem kurzen Aufwärmprogramm durchgeführt, um einen direkten Einfluss des Yoga auf den Sitz zu bewirken. Eine Auswertung erfolgt über Vergleich der Videos und der Aufzeichnungen der Testritte.

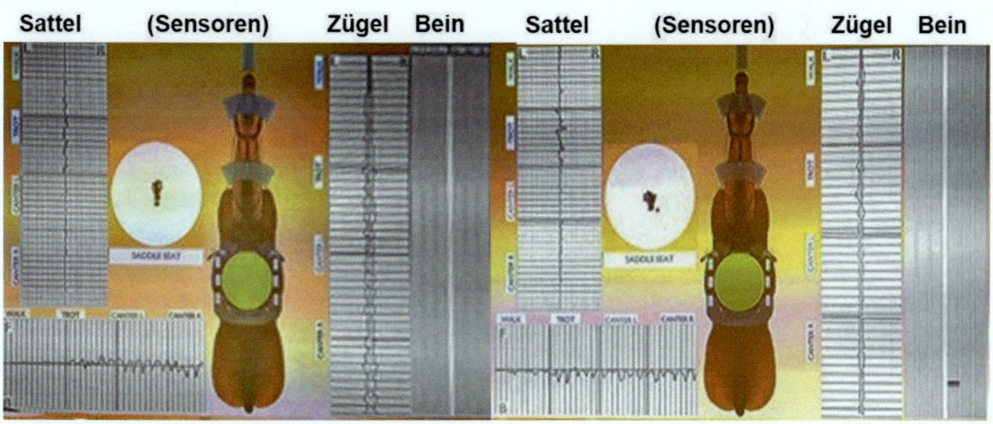

Abbildung 13 Vorher-Nachher Vergleich Sitzanalyse Reitsimulator

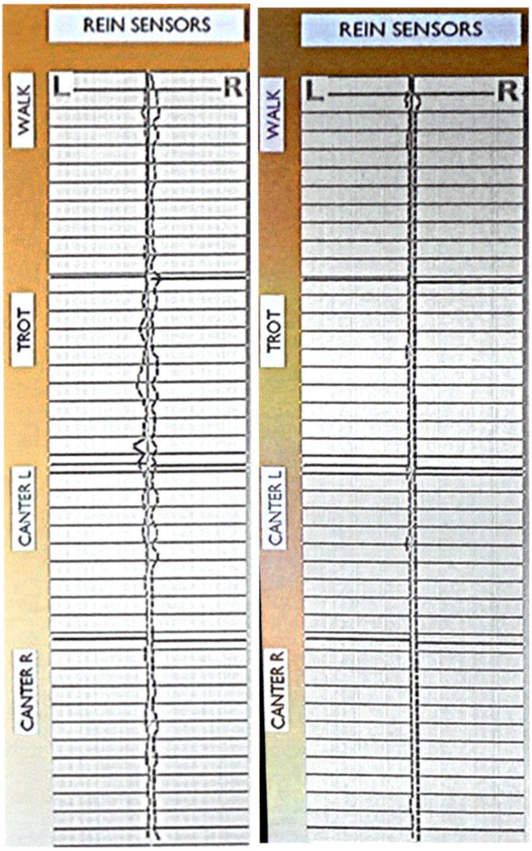

Abbildung 14 Vorher-Nachher Vergleich Zügelmessung, Fotografie Desktop

Bei nahezu allen Teilnehmerinnen konnte eine Zentrierung des Sitzes erreicht werden. Dies erkennt man an der Verteilung der Massepunkt-Messungen (erkennbar im roten Kreis Abb. 13). Die Aufnahmen nach der Studie liegen dabei deutlich näher am Zentrum, als die der Vorherbilder. Eine leichte Verlagerung des Gewichts in den hinteren Bereich des Sattels (erkennbar in Aufzeichnung linke untere Ecke in Abb. 13, blauer Pfeil) zeigt, dass die Teilnehmerin eine tiefere Sitzposition eingenommen hat.

Eine weitere Auffälligkeit liegt in der Verbesserung der Zügelmessungen. Die Ausschläge der Maulsensoren, die über die Zügel mit der Reiterhand in Verbindung stehen, konnten erkennbar minimiert werden. Zu sehen ist diese Verbesserung an der deutlich homogeneren Linie der zweiten Messung (Abb. 14, rechte Seite)

Die während der Sitzanalyse kommentierten Hilfestellungen wurden über eine Wortwolke veranschaulicht. Häufig wurden nur „minimale" Verbesserungen vorgeschlagen und „Selbstkorrektur" konnte deutlich besser umgesetzt werden. Die Beschreibung eines „schönen Sitzes" konnte zudem öfter festgestellt werden.

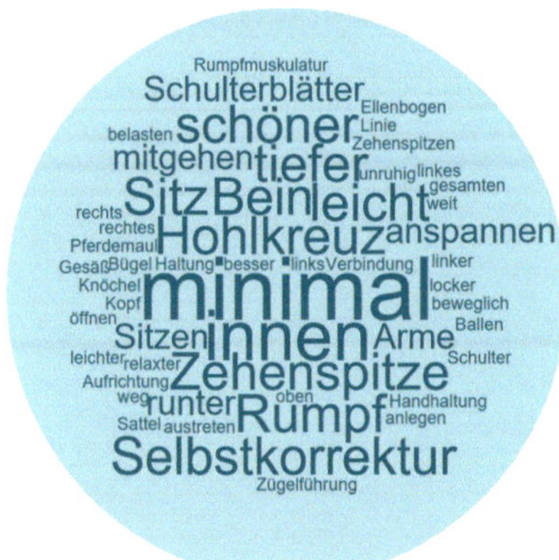

Abbildung 15 Kommentare zur Sitzanalyse auf dem Reitsimulator nachher

Fragebogen

Die Ergebnisse der Bodentests und des Reitsimulators wurden ergänzt durch einen Fragebogen. Neben allgemeinen Daten wie Gewicht, Größe und Alter sollten die Teilnehmerinnen beispielsweise auch ihr Reitgefühl oder ihre derzeitige körperliche Fitness selbst beurteilen.

Fragebogen vorher

Das Alter der sieben Teilnehmerinnen reicht von 19 bis 29. Im Mittel waren die Testpersonen 1,68m groß (Min.: 1,58 m; Max.: 1,8 m) und 61,43 kg schwer (Min.: 52 kg; Max.: 73 kg). Mit einem durchschnittlichen BMI von 21,4 liegen alle Ergebnisse im Normalbereich.

Das reiterliche Niveau sollte mit drei Fragen analysiert werden. Im Schnitt reiten die Teilnehmerinnen zwischen drei und sechs Stunden pro Woche und üben den Reitsport seit mehr als drei Jahren aus. Erfahrung auf dem Turnier können fünf Personen vorweisen. Das Niveau befindet sich dabei vor allem im Wettbewerbsbereich und nur zwei Nennungen in der Klasse A und L.

Die Erwartungen an die Studie wurden in Bezug zu Reitsport sowie zur allgemeinen Gesundheit formuliert (Abb.16). Die Auswertung erfolgt über das Online Portal www.wortwolke.com mittels einer verkürzten Version der Antworten. (siehe Anhang)

Die Teilnehmerinnen der Studie erhofften sich von der Yogapraxis vor allem mehr Aufrichtung und eine Steigerung der eigenen Fitness.

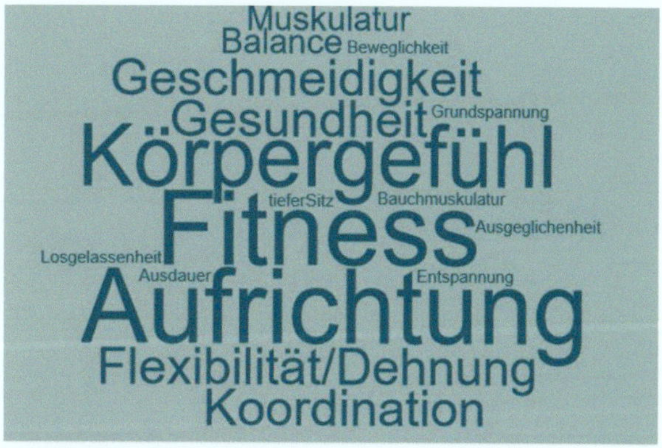

Abbildung 16 Erwartungen der Teilnehmer von der Studie

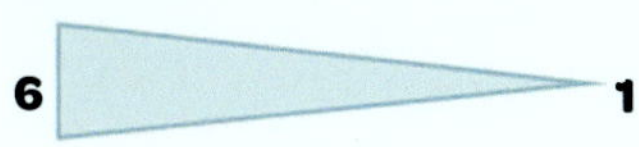

Geschmeidigkeit, mehr Flexilität und ein erhöhtes Körpergefühl können unter einer Verbesserung des Reitersitzes im Sattel zusammengefasst werden. Bei der Frage nach Erwartungen in Bezug zur eigenen Gesundheit wurde auffällig häufig eine Steigerung der Allgemeinfitness genannt.

Für einen Überblick über die eigene Einschätzung, wurden die Teilnehmer gebeten das Sitz gefühl mit drei treffenden Worten zu beschreiben (Abb. 17). Die persönliche Wahrnehmung im Sattel beschrieben die Teilnehmerinnen übewiegend mit Adjektiven, die in Verbindung mit Sitzproblemen stehen. So wurde sehr oft wenig Körperspannung, ein schwammiges, steifes oder unausgeglichenes Sitzgefühl genannt und eher seltener angestrebte Beschreibungen wie ausbalanciert, losgelassen oder gestreckt.

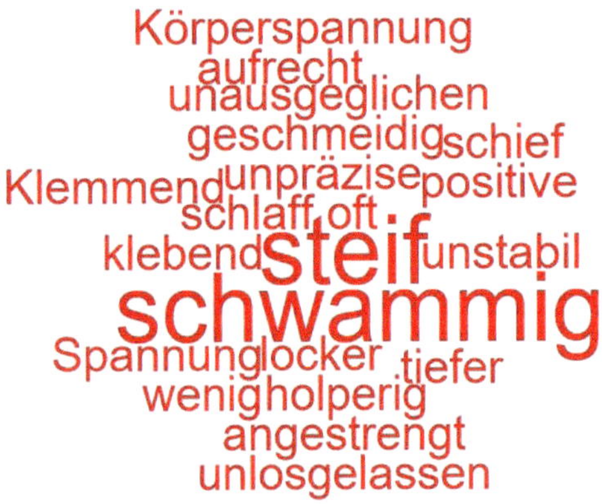

Abbildung 17 Beschreibung des Sitzgefühls vor der Studie

2 **1**

Die Frage nach gesundheitlichen Beschwerden dient der Berücksichtigung dieser in den Yoga Stunden. Dabei nannten die Teilnehmer keine schwerwiegenden Einschränkungen. Lediglich Nackenschmerzen, Probleme im Rücken oder ein früherer Kreuzbandriss wurden genannt.

Die Bedeutung von Ausgleichsport für Reiter wurde als sehr wichtig angesetzt (AM 1,14). Ein persönliches Interesse, zusätzlich zum Reiten weiteren Sport zu betreiben wurde eher hoch eingeschätzt (AM 1,86). Die eigene körperliche Fitness wurde vor der Studie nur zwischen gut und weniger gut bewertet (AM 2,43).

Fragebogen nachher

Alle sieben Reiterinnen stimmten eindeutig dafür, dass ihnen die Teilnahme an der Studie Spaß gemacht hat und die Hilfengebung für das Pferd verständlicher scheint. Ebenso wurde die Bedeutung von Ausgleichssport einstimmig als sehr hoch eingeschätzt. Die Bereitschaft, sich neben dem Reiten noch mit anderen Sportarten zu beschäftigen sowie die persönliche Einschätzung der körperlichen Fitness konnten leicht verbessert werden. (AM 1,43; AM 2)

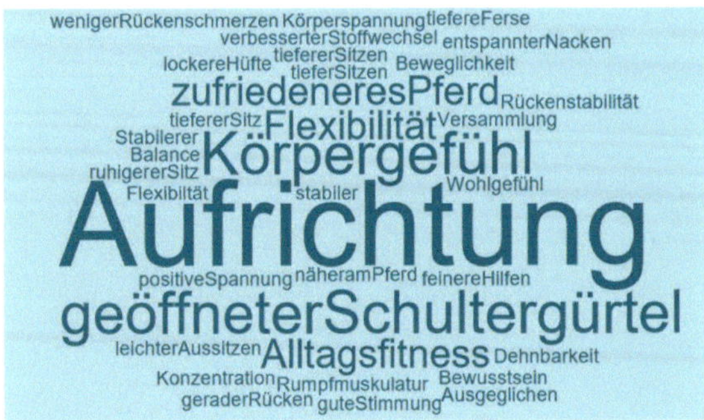

Abbildung 18 Veränderungen nach der Studie

6 **1**

Die von den Teilnehmerinnen selbst gespürten Veränderungen wurden in eigenen Worten angeben und über www.wortwolke.com mit einer bearbeiteten Wortliste ausgewertet. Auffällig häufig wurde dabei von deutlich mehr Aufrichtung im Oberkörper berichtet. Auch der Schultergürtel, der vor den Yogastunden oft ein Problem darstellte, wurde in sehr vielen Fällen geöffnet. Mehr Flexibilität und Körpergefühl sind genauso positive Veränderungen wie eine verbesserte Alltagsfitness. Die gesteigerte Zufriedenheit und Ausgeglichenheit der Reiterinnen wurden ebenso auf die Zufriedenheit des Pferdes übertragen.

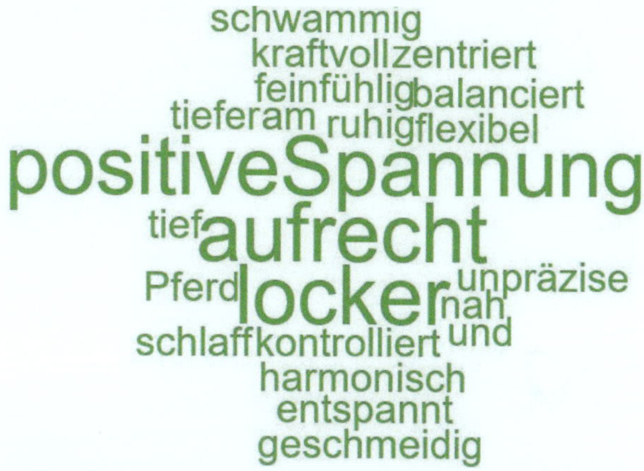

Abbildung 19 Beschreibung Sitzgefühl nachher

2 1

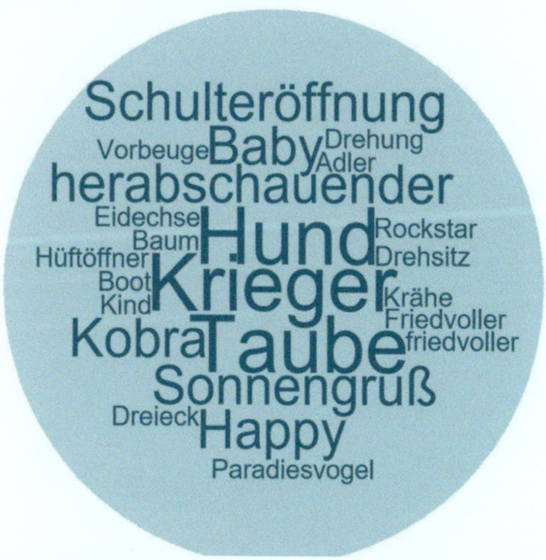

Abbildung 20 Beliebte Haltungen aus Sicht der Teilnehmerinnen

6 1

Die nachträgliche Auswertung der Frage nach dem persönlichen Gefühl im Sattel zeigt häufiger Beschreibungen, die dem Reitersitz positiv dienen. So berichteten die Teilnehmerinnen über mehr positive Spannung, einen aufrechten Sitz oder ein lockeres Sitzgefühl berichten.

In der Frage nach Haltungen, die im Gedächtnis geblieben sind, fielen die Antworten entsprechend der in Abbildung 20 erkennbaren Positionen aus. Kriegerhaltungen, der herab- und heraufschauende Hund sowie die Taube als Hüftöffnung sind dabei besonders beliebt. Auch die Sonnengrüße zur Aufwärmung oder Schulteröffnungen sind den Teilnehmerinnen sehr bekannte Übungen.

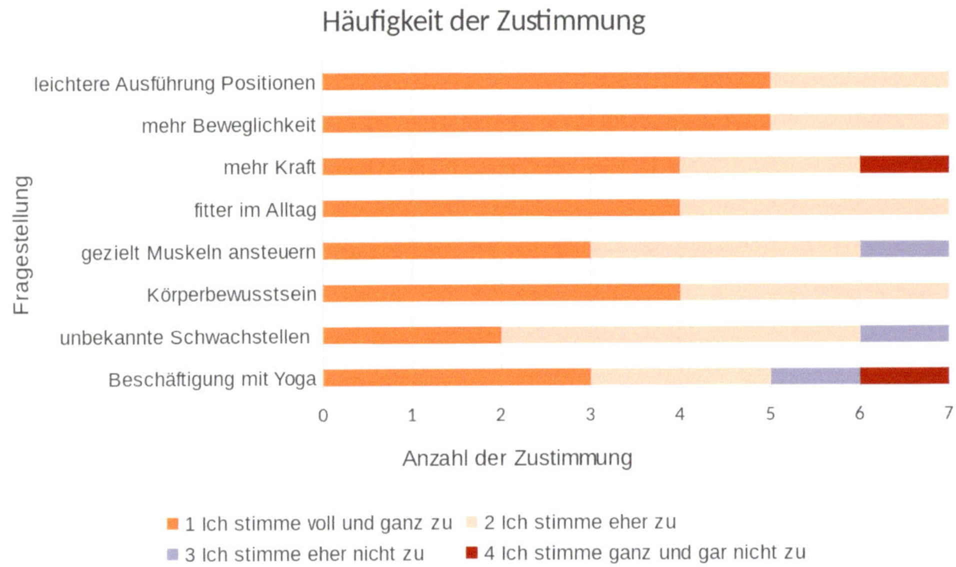

Abbildung 21 Auswertung vorgegebener Aussagen aus dem Fragebogen nach der Studie

In der letzten Frage mussten die Teilnehmer entscheiden, inwiefern die acht Aussagen auf sie zutreffen. Dabei wurden im Schnitt keine Werte höher als 2 erreicht, was eine generelle Übereinstimmung zeigt. Bei der Aussage nach mehr Beweglichkeit und einer leichteren Ausführung der Positionen während der Yogaeinheiten, konnten die höchsten Zustimmungen festgestellt werden.

Diskussion

Die über den Versuchszeitraum regelmäßige Teilnahme an der Yogapraxis hat sich positiv auf die sieben Reiterinnen ausgewirkt. Dabei konnten nicht nur Veränderungen im Sattel, sondern auch im Alltag festgestellt werden.

Der im Punkt 2 beschriebene optimale Sitz und die damit im Zusammenhang stehenden Muskelgruppen wurden über den Bodentest analysiert. Bojer und Lötzerich (1995) raten zu einer besonderen Beachtung der Dehnung der Oberschenkelrückseiten. In dieser Arbeit wurde bei der Messung der Oberschenkelrückseite bei allen Teilnehmerinnen eine deutliche Verbesserung erreicht. Die Dehnfähigkeit dieser Partie führt dabei nicht nur zu der Möglichkeit einer tieferen Vorbeuge, sondern erlaubt den Reiterinnen eine bessere Beweglichkeit im Sattel.

Die Beweglichkeit des Schultergürtels wird von Beerbaum, Bojer und Lötzerich (1998) als essentiell für die Haltung im Sattel als auch im Alltag angesehen. Um die Flexibilität der Schulterpartie zu verbessern, wurden in den Yoga Stunden zahlreiche herzöffnende Übungen wie beispielsweise das Kamel oder Schulterdrehungen am Boden ausgeübt. Die nachträgliche Messung wies bei keiner der Teilnehmerinnen mehr Verkürzungen auf und alle berichteten von mehr Bewegungsspielraum im Schulterbereich.

Im Bereich des Hüftbeugers, der für Reiter eine wichtige Rolle spielt, verringerten sich die anfänglich leichten und teilweise starken Verkürzungen oder verschwanden ganz. Die Praxis von hüftöffnenden Haltungen wie der Taube oder der Rockstar-Pose können helfen, die bei Reitern häufig verkürzten Strukturen zu dehnen. Der positive Effekt bezieht sich dabei nicht nur auf den freieren und tieferen Sitz im Sattel, sondern reicht bis zu einem fitteren Gefühl im Alltag.

Die Analyse der Teilnehmerinnen auf dem Reitsimulator vor und nach der Studie mit nachträglicher Sichtung des Video-Materials zeigt in den meisten Fällen eine Verbesserung der Aufrichtung und einen harmonischeren Sitz auf dem Pferd. In den Yoga Stunden wird der gesamte Körper angesprochen und diese positive Spannung, die benötigt wird, um die einzelnen Positionen zu halten, kann später in den Sattel übertragen werden. Neben dem körperlichen Training wird durch das Verweilen in verschiedenen Yoga Haltungen auch das Selbstbewusstsein verbessert. Beauchamp and Whinton (2005) zeigten, dass dies einen Einfluss auf die Performance im Sattel hat. Selbstbewusste Reiter können demnach bessere Leistungen vollbringen als Unsichere. Da Pferde Anspannung sehr deutlich wahrnehmen, überträgt sich diese auf das Reiten und die Harmonie geht verloren. Reiter können nur als Einheit mit dem Pferd Höchstleistungen vollbringen. Viel zu häufig wird dabei der Mensch als Teil dieses Teams vergessen. Durch die Teilnahme an der Studie konnten die Reiterinnen selbst, aber auch ihre Pferde profitieren. Fortschritte im Training oder Lob des Reitersitzes seitens der Reitlehrer stellen dabei nur zwei positive Effekte dar.

Das Training der Körpermitte hilft den Reiterinnen, sich im Rumpf stabiler aufzurichten, ohne dabei ins Hohlkreuz zu fallen. Die Bedeutung einer gut ausgeprägten Bauchmuskulatur konnte auch Hampson und Randle (2017) feststellen. Nach einem gezielten Training dieser Muskelgruppen berichteten die Reiter über mehr Stabilität, einen tieferen Sitz und ein zufriedeneres Pferd, ähnlich wie die Teilnehmer dieser Studie.

Eine Verbesserung der Zügeldruckmessung ist auf die gesteigerte Beweglichkeit des Schulterbereichs zurückzuführen. Die Öffnung in diesen Strukturen ermöglicht ein gefühlvolleres Mitgehen der Zügelfäuste und damit weniger Störfaktoren für das empfindliche Pferdemaul. Die Hände können freier und unabhängiger getragen werden, wenn Reiter im Brust- und Schulterbereich entspannt und beweglich sind. Der tiefere Sitz im Sattel resultiert womöglich aus der oben angesprochenen Verbesserung der Aufrichtung.

Die Auswertung des Fragebogens zeigt ein gesteigertes Interesse an Yoga beziehungsweise Ausgleichssport generell. Mehr als 85% wären demnach bereit, sogar öfter als einmal pro Woche Yoga auszuüben. Alle Teilnehmerinnen berichteten über die positive Wirkung auf den Reitersitz und die Alltagsgesundheit. Dies deckt sich mit den Ergebnissen einer Umfrage von Bye & Chadwick (2018), in der 98,3% einem positiven Effekt von Ausgleichssport zustimmen. Veränderungen durch die Yogapraxis wurden in den Fragen 4, 5, 7 und 11 des Nachher-Fragebogens herausgestellt. Ein verbessertes Sitzgefühl und ein zufriedeneres Pferd direkt nach dem Üben überzeugte die Reiterinnen. Zwar wurde die Wirkung von Yoga schon im Vorfeld von keinem angezweifelt, so wurde die Intensität der Sportart aber unterschätzt und im Nachhinein von allen Teilnehmerinnen als deutlich effektiver beschrieben als erwartet.

Die in Kapitel 4.4.1 erläuterten Komponenten der sportlichen Leistungsfähigkeit nach Weineck (2007) wurden durch die regelmäßige Yogapraxis nahezu komplett verbessert. Das neu erlangte Bewusstsein über den eigenen Körper und die Möglichkeiten, diesen gezielt einzusetzen, führen zu einer verbesserten Technik. Die teilweise komplexen Haltungen lenken die volle Aufmerksamkeit auf die Ausführung der Übungen und erfordern zudem Koordination. Eine Steigerung der taktisch-kognitive Fähigkeiten kann man in der Genauigkeit der Hilfengebung erkennen. Alle Teilnehmerinnen bejahten die Frage, ob das Pferd die gewünschten Reaktionen besser zeigt. Folgernd sind die Reiterinnen in der Lage, ihre Hilfen bewusster auszuführen. Der Punkt „Kondition“ mit den Unterpunkten Kraft, Schnelligkeit, Ausdauer und Flexibilität wird durch die Auswertung der Bodentest Messungen sowie die Aussagen der Teilnehmerinnen selbst, bestätigt.

Die Untersuchungen von Mark D. Tran konnte eine positive Wirkung von Yoga auf die allgemeine Gesundheit feststellen. Dieser Effekt ist auch in der vorliegenden Arbeit wieder zu finden. Zusätzlich wurde die Bereicherung speziell für Reiter und ihre Bedürfnisse dargestellt. Langsame und kontrollierte Bewegungen bewusst auszuführen, beruhiget die Gedanken und fokussieret die Konzentration. Der Blick für das Wesentliche wird nicht verloren und als Reiter kann dieser Fokus helfen, sich während der Zeit im Sattel voll und ganz auf das Pferd zu konzentrieren. Die in der oben genannten Studie dokumentierte Steigerung der Flexibilität stellt ebenso einen Nutzen für Reiter dar. Die Anpassung an die vom Pferd ausgehenden 3D-Bewegung fällt deutlich leichter und ein harmonischeres Mitgehen wird möglich. Das Pferd wird entsprechend weniger gestört und kann zufriedener laufen. Durch zahlreiche Stützhaltungen wird nicht nur die Arm-, sondern auch die Handkraft verbessert. Dies wirkt sich nicht negativ auf die Reiterhand aus, da durch besseres Muskelbewusstsein mehr Gefühl für die Zügelfaust erlangt wird. Eine feinere Paradengebung ist möglich. Messungen über die Sauerstoffaufnahme wurden in dieser Arbeit nicht durchgeführt. Die von Tran et al. (2001) festgestellte Verbesserung jener, führte jedoch zu mehr Ausdauer und Durchhaltevermögen, was wiederum auch auf die Aussagen der sieben Teilnehmerinnen dieser Studie passt. Auch kann man den Effekt in Verbindung mit mehr Allgemeinfitness und Wohlbefinden im Alltag sehen.

Mit einem Versuchszeitraum, der über die in dieser Studie praktizierten zehn Stunden hinaus reicht, könnte das Ausmaß der positiven Wirkungen eventuell noch deutlicher dargestellt werden.

Auch eine Vergleichsgruppe, die vorher und nachher getestet wird, jedoch in der Zwischenzeit kein Yogaprogramm absolviert, stellt einen möglichen Ansatz für zukünftige Nachforschungen dar.

Zusammenfassung

Immer mehr Reiter nehmen die positiven Auswirkungen von Ausgleichssport wahr. Eine mögliche Art, sich neben dem Reiten fit zu halten, ist Yoga. Inwiefern sich die Praxis auf die Gesundheit und den Sitz von sieben Reiterinnen auswirkt, wurde in dieser Arbeit untersucht. Zunächst wurden in Punkt 2 wichtige Muskelgruppen vorgestellt, die speziell Reiter für einen optimalen Sitz im Sattel benötigen. Nach einem allgemeinen Überblick über die Yoga-Grundlagen, wurde in Punkt 3 erklärt, wieso gerade diese Sportart, eine gute Ergänzung zum Reiten sein kann. Anschließend folgt der Versuchsaufbau dieser Studie. Neben einem Testritt auf dem Reitsimulator, wurde die Dehnfähigkeit von ausgewählten Muskelgruppen am Boden getestet sowie ergänzend ein Fragebogen vor und nach Absolvieren der Yoga-Einheiten ausgefüllt. Ein Vergleich der Ergebnisse verdeutlicht die Wirkung von Yoga auf Reiterinnen.

Fazit

Die Bedeutung von Yoga als Ausgleichssport für Reiter wurde mit den Ergebnissen dieser Studie herausgestellt. Alle Teilnehmer zeigten individuelle Fortschritte in der persönlichen Fitness und gleichzeitig Veränderungen in Bezug zum Reitsport. Reiter können demnach von den positiven Effekten des Yoga profitieren und dieses neu empfundene Körpergefühl in Form von mehr Beweglichkeit, Bewusstsein und Ausgeglichenheit mit in den Sattel transferieren. Zudem wird auch die allgemeine Gesundheit positiv beeinflusst.

Ein gut trainierter Körper in Einklang mit einem ruhigen Geist bildet nicht nur eine gute Basis für den Reiter selbst, sondern stellt darüber hinaus auch eine Grundlage für eine harmonische Kommunikation mit dem Pferd.

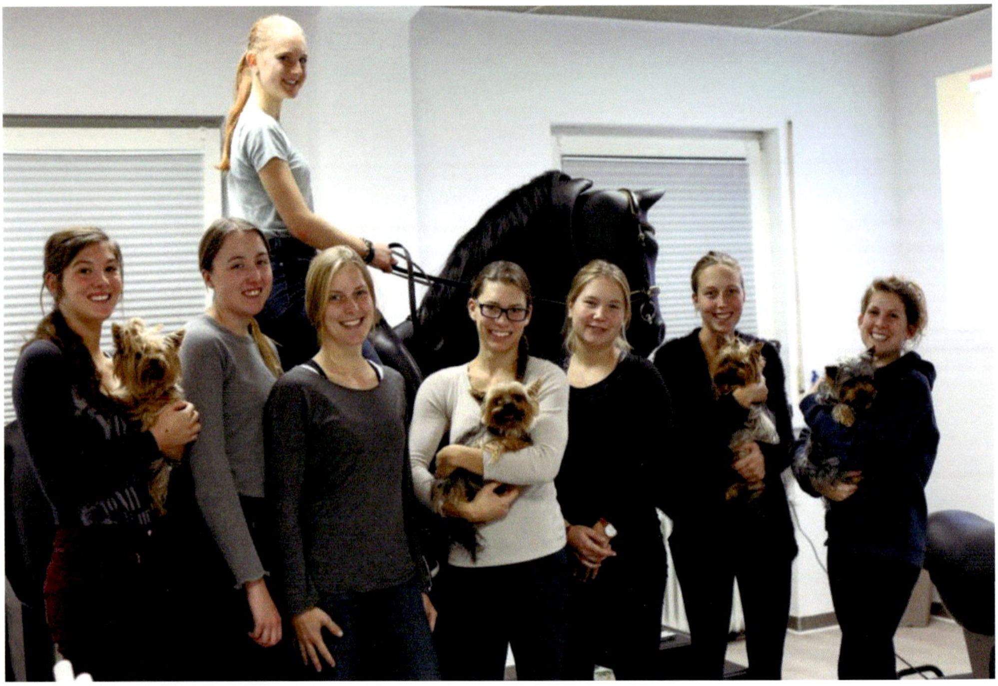

Die Teilnehmer der Studie vor dem Pferd, auf dem Pferd Christiane Arnold

Quellenangaben

(DOKR), D. O.-K. (2018 2.Auflauge) Sportmotorischer Test für Reiter Warendorf

(FN), D. R. (1997) Richtlinien für Reiten und Fahren- Ausbildung für Fortgeschrittene Warendorf: 2. Auflage FN-Verlag

(FN), D. R. (2012) Grundausbildung für Reiter und Pferd- Richtlinien Reiten und Fahren Warendorf: Band 1 FN Verlag

(19. 03. 2019) Von https://www.reitsimulator-muenchen.de/reitsimulator/ abgerufen

(19. 03. 2019) Von http://reitsimulator.ch/de/ueber/uebersicht/ abgerufen

(19. 03. 2019) Von http://reitsimulator-hannover.de/ abgerufen

Albrecht, K. (2013) Dogmen der Reitkunst. Hildesheim ISBN 978-3-487-08368-1: Georg Olms AG

Beerbaum, L., Lötzerich, H., & Bojer, M. (1998). Fit im Sattel- Ausgleichssport für Reiter Niederrhein: Falken Verlag; ISBN: 9783806815566

Benedik, L., & V.Wirth. (2000) Yoga for Equestrians North Pomfret, Vermont: Trafalgar Square Books ISBN: 978-1-57076-136-2

Beran, A. (2015) Der Dressursitz -Richtig sitzen-Feiner Reiten-Gesunder Pferderücken Wentorf ISBN 978-3-95847-001-9: Crystal Verlag

Bojer, M. (2019) Vorlesungsunterlagen aus dem Wahlpflichtmodul Leistungsdiagnostik Nürtingen

Bye, T., & Chadwick, G. (19. Mai 2018). Physical fitness habits and perceptions of equestrian riders Comparative Exercise Physiology; Wageningen Academic Publishers

C. Hessler, V. Eckert, J. Meiners, C. Jürgens, B. Reicke, G. Matthes, K. Püschel. (2013) Ursachen, Verletzungen, Therapie und Präventionsmöglichkeiten von Unfällen im Reitsport Unfallchirurg 2013; Springer-Verlag Berlin Heidelberg 2013

Chmiel, C. (2006) Der konditionsstarke Reiter Warendorf: FN-Verlag; ISBN: 978-3-88542-466-6

Clasing, D., G., V., Wantzen, H., Durusoy, F., & E.J., K. Spiroergometerische Leistungsprügungen und EKG. Speicherungsuntersuchungen bei Reitern und Reiterinnen Schweizerische Zeitschrift für Sportmedizin

Devienne, M.-F., & C.-Y., G. (2000) Energy expenditure of horse riding European journal of applied physiology

Douglas, J.-L., Price, M., & Peters, D. (12. März 2012) A systematic review of physical fitness, physiological demands and biomechanical performance in equestrian athletes Comparative Exercise Physiology; Wageningen Academic Publishers

Gandy, E. A., Bondi, A., Hogg, R., & Pigott, T. M. (15. April 2014) A preliminary investigation of the use of inertial sensing technology for the measurement of hip rotation asymmetry in horse riders Sports Technology

Guhlich, K. (2006) Fitnss für Reiter – Entwicklung eines zielgruppenorientierten Gesamtkonzepts zur Erhaltung und Verbesserung der Leistungsfähigkeit von Reiterinnen und Reitern Diplomarbeit an der deutschen Sporthochschule Köln

Hampson, A., & Randle, H. (03. April 2017) The influence of an 8-week rider core fitness program on the equine back at sitting trot International Journal of Performance Analysis in Sport

Iyengar, B. (2010) Das Licht auf Yoga ISBN: 978-3-86820-175-8: O.W. Barth Verlag

Jung, K. (2007) Reiten-anatomisch richtig und pferdegerecht Stuttgart ISBN 978-3-440-11010-2: Franck-Kosmos Verlags-GmbH & Co. KG

Lagarde, J., Peham, C., Licka, T., & Kelso, J. A. (07. August 2010) Coordination Dynamics of the Horse-Rider System Journal of Motor Behavior

Lamperd, W., Clarke, D., Wolframm, I., & Williams. (15. August 2016) What makes an elite equestrian rider? Comparative Exercise Physiology; Wageningen Academic Publishers

Lohse, S. (2019) Ausgleichssport für Berufsreiter Nürtingen: Bachelorarbeit an der HfWU

Meinel, K., & Schnabel, G. (2007) Bewegungslehre Sportmotorik Aachen ISBN: 978-3-89899-954-0: Meyer & Meyer Verlag

Meyners, E. (2016) Wie bewegt sich der Reiter Stuttgart ISBN 978-3-440-14826-6: Franck-Kosmos Verlags-GmbH & Co. KG.

Mittag, M. (2018) Hatha Yoga Aachen ISBN: 978-3-8403-7530-9: Meyer & Meyer Verlag

Roe, J. P., Taylor, T., Edmunds, I., Plunkett-Cole, M., Cumming, R., Mikk, M., & Jones, R. (13. Januar 2003) SPINAL AND SPINAL CORD INJURIES IN HORSE RIDING: THE NEW SOUTH WALES EXPERIENCE 1976–1996. ANZ J. Surg

Sager, A. (2006) Ausgleichstraining im Reitsport Köln: Diplomarbeit an der Sporthochschule Köln

Schleip, R. (2019) Faszien Fitness München: riva Verlag; ISBN 978-3-7423-0252-6

Schmidt, J. (1972) Sport und Medizin In B. H., H. Beck, & M. Reichenbach, Reiten als Therapie. Erlangen : Perimed

Tran, M. D., Holly, R. G., & Jake Lashbrook, E. A. (FALL 2001) Effects of Hatha Yoga Practice on the Health-Related Aspects of Physical Fitness PREVENTIVE CARDIOLOGY

Tran, M. D., Holly, R. G., Lashbrook, J., & Amsterdam, E. A. (FALL 2001). Effects of Hatha Yoga Practice on the Health-Related Aspects of Physical Fitness PREVENTIVE CARDIOLOGY

Wanless, M. (2017) Perfekt sitzen, Effektiv einwirken

Williams, J. (10. Juli 2013) Performance analysis in equestrian sport Comparative Exercise Physiology; Wageningen Academic Publishers

Wolff, S. (2001) Leistungsdiagnotische Untersuchung im Reitsport unter Berücksichtigung ausgesuchter spirometrischer Paramter Deutsche Sporthochschule Köln

Wolframm, I. A. (2014) The Science of Equestrian Sports - Theory, practice and performance of the equestrian rider. 2 Park Square, Milton Park,Abingdon, Oxon OX14 4RN: Routledge; ISBN: 978-0-203-08471-7 (ebk)

Beispiele für Übungsstunden

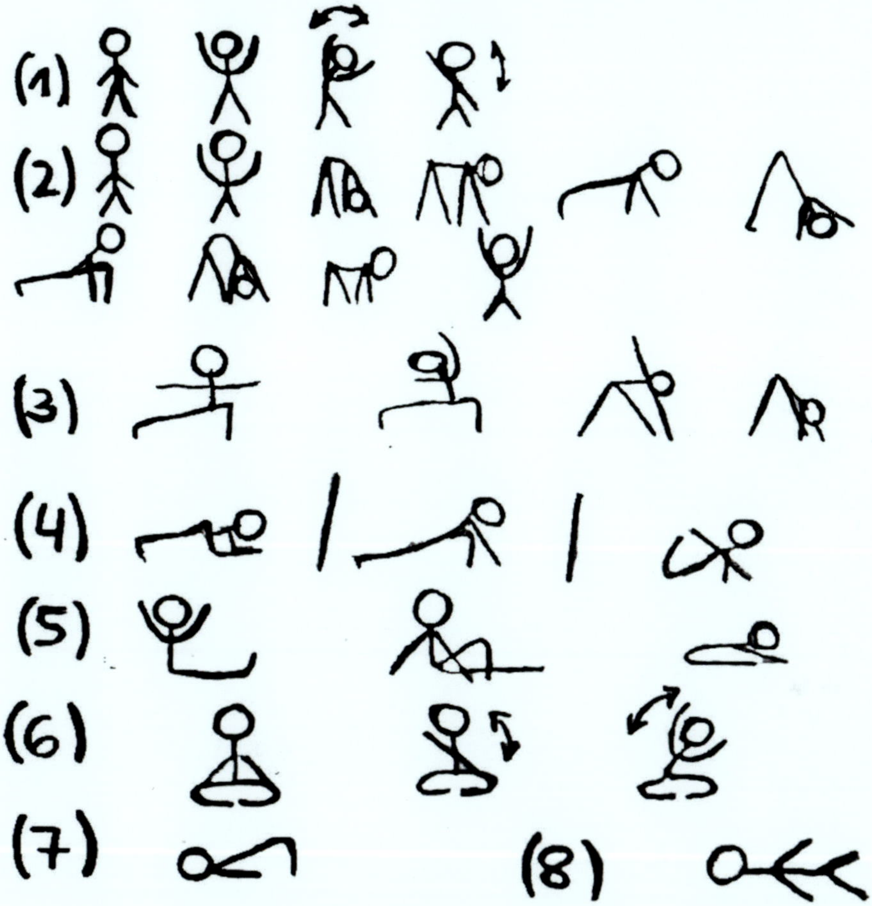

1. **Berghaltung – gestreckte Berghaltung – Seitneigung – Drehung der Wirbelsäule**
2. **Sonnengruß A Variante – Berghaltung- gestreckte Berghaltung – Vorbeuge- halbe Vorbeuge - Bretthaltung - Herabschauender Hund- tiefer Sprinter - Vorbeuge - halbe Vorbeuge- Gestreckte Berghaltung**
3. **Krieger II - Friedvoller Krieger – Dreieck- Pyramide**
4. **Eidechse in Variationen**
5. **Stockhaltung – Drehsitz – Sitzende Vorbeuge**
6. **Schmetterling – Rotation der Wirbelsäule – Seitneigung**
7. **Brücke**
8. **Shavassana Eidechse in Variationen**

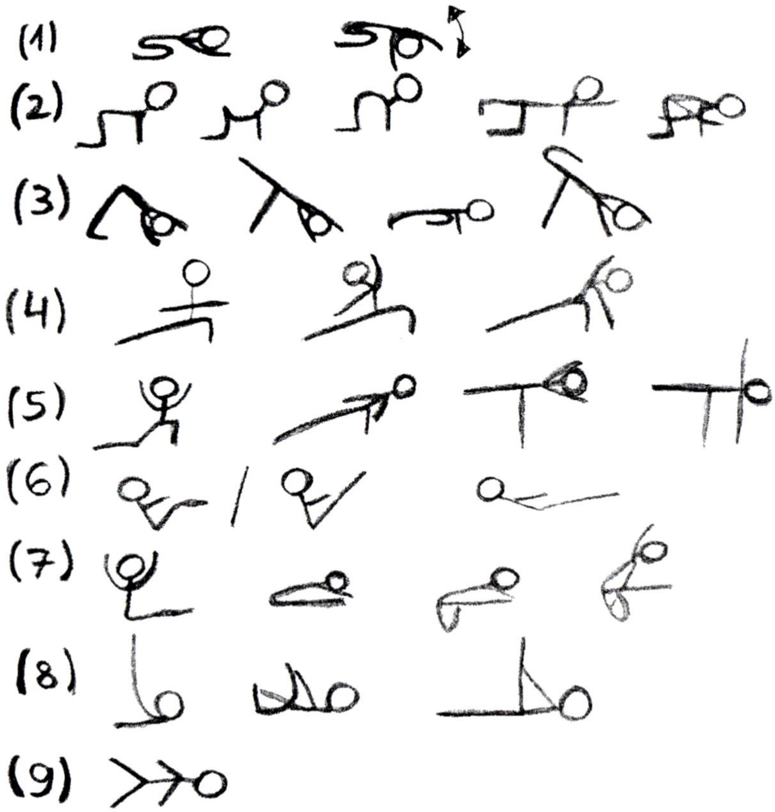

1. **Haltung des Kindes – Oberkörper auf Boden nach links und rechts neigen, Unterkörper bleibt unverändert**
2. **4-Füßler Stand – Kuh (geführtes Hohlkreuz) und Katze (Rundrücken) im Wechsel – gegenüberliegendes Arm-Bein Paar strecken – Knie und Ellenbogen unter dem Körper zusammenführen**
3. **herabschauender Hund – dreibeiniger Hund – Knie zu Ellenbogen führen – dreibeiniger Hund mit Hüftöffnung (Knie nach hinten fallen lassen)**
4. **Krieger II – Friedvoller Krieger – seitlicher gestreckter Winkel**
5. **tiefer Sprinter (hinteres Knie auf Boden abgelegt) – Superman – Krieger III – Halbmond**
6. **Boot mit angewinkelten oder gestreckten Beinen – tiefes Boot**
7. **Stockhaltung – sitzende Vorbeuge – halbe sitzende Vorbeuge (ein Bein angewinkelt an Innenseite Oberschenkel) – halbe sitzende Vorbeuge mit Drehung zum angewinkelten Bein**
8. **Schulterstand – Happy Baby Position (nach Belieben links und rechts über den Rücken kreisen) – Oberschenkeldehnung (Arm greift oberes Bein, Rücken komplett abgelegt)**
9. **Shavassana**